Sie ist doch meine Mutter

Geschichten

Sie ist doch meine Mutter

Das Leben mit meiner demenzkranken Mutter

Rose Goldmann

2019

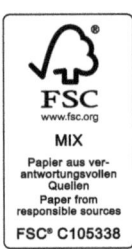

Layout und Umschlagfoto: Alexander Kulbartsch
Herstellung und Verlag: BoD – Books on Demand, Norderstedt
ISBN: 978-3-7494-5383-2

Inhaltsverzeichnis

1 Vorwort von Alexander   9

2 Vorwort von Rose   11

3 Sie ist doch meine Mutter   13

4 Meine Oma   15

5 Elisabeth   17

6 Klippenfest   19

7 Klippenfest 2   21

8 Ausflug zur Abtsküche   25

9 Wer ist die fremde Frau?   27

10 Mein Geld ist weg   31

Inhaltsverzeichnis

11 Wie viel ist denn eine Portion?   33

12 Gudrun hat geladen   35

13 Pause von den Lieben   37

14 Ein aufmerksamer Nachbar   39

15 Ich suche Mama und Papa!   43

16 Helenchen hat sich verliebt   45

17 Kan ik nog helpen?   47

18 Die Kutschfahrt   51

19 Karls 50. Geburtstag   55

20 Der stumme Schrei   57

21 Familienrat   61

22 Der Nikolaus kommt   63

23 Karl fährt zur Kur   67

24 Wie ich zu meiner Mittwochnachmittag Betreuerin kam   71

25 Notplan   75

26 Alexander zieht aus — 77

27 Die Kabarettistin tritt auf — 79

28 Einsatz der Pflegeeinrichtung — 81

29 Die neue Pflegerin — 83

30 Das verlorene Talent — 87

31 Ein ganz normaler Tag — 91

32 Geteiltes Leid ist halbes Leid — 93

33 Läuft die Uhr ab? — 97

34 Helenchens 90. Geburtstag — 99

35 Helene zieht ins Lila Haus — 101

36 Daheim — 103

37 Abschied — 105

1 Vorwort von Alexander

Diese Sammlung von Geschichten, über die Alzheimer Erkrankung meiner Großmutter, erstreckt sich über einen Zeitraum von etwa einem Jahrzehnt. Das ist die Zeit von einem Kind bis zu einem jungen Erwachsenen. Wenn ich an diese Zeit zurück denke, habe ich keine negativen Gedanken. Natürlich war es manchmal anstrengend alles rund um die Alzheimer Erkrankung zu organisieren, aber eigentlich war dies ein normaler Lebensabschnitt. Wir haben mit Oma zusammen gelebt und uns gekümmert, eigentlich ganz normal. Wir haben uns alle mit Freunden getroffenen und schöne Dinge erlebt – es musste halt nur immer jemand auf Helene aufpassen. Natürlich lag bestimmt mehr Last auf den Schultern meiner Mutter als auf meinen. Auch für Karl war es sicherlich sehr anstrengend, neben seinem Beruf auch zu Hause noch gefordert zu sein. Dennoch möchte ich sagen, dass wir auch mit unserer kranken Mutter und Großmutter ein normales Leben geführt haben.

Die Geschichten in diesem Buch stellen natürlich meistens besondere Momente da. Manche sind traurig, vielleicht auch erschreckend, andere wiederum erheiternd. Viele Monate dazwischen waren einfach nur gute Zeiten.

Ich hoffe, dass dieses Büchlein seinen Leserinnen und Lesern etwas helfen kann. Entweder um die Angst vor der Krankheit zu nehmen und um Mut zu schöpfen, zu lesen, dass man dabei nicht alleine dahsteht. Oder auch um andere Menschen mit pflegebedürftigen Angehörigen besser zu verstehen.

Helenes Enkel – Alexander

2 Vorwort von Rose

Als ich die Diagnose „Alzheimer" erfahre, habe ich das Gefühl der Boden unter meinen Füßen wird mir weggezogen und ich falle in ein tiefes Loch. Meine Mutter, die bisher voll im Leben stand, ist nun auf unsere Hilfe angewiesen.

In der letzten Zeit ist vieles schief gelaufen. Wir haben den Elektroherd abschalten müssen weil immer etwas angebrannt und ungenießbar auf den Tisch kam, sodass auch die Gefahr eines Hausbrandes bestand.

Die Jahre brachten viele Sorgen, aber auch viele Gegebenheiten die uns zum Schmunzel brachten, weil sie voller Liebe gemeint ausgesprochen wurden – trotz des traurigen Hintergrundes. Die Freunde, die uns geholfen haben, waren ganz besondere Menschen. Da gab es Sabine mit ihren vier Kindern, die zur Stelle war wenn wir sie brauchten. Wenn ich dachte, es geht nicht mehr weiter, kam sie mit dem Spruch: „Wir schaffen das schon". Oft war Mutter mehrere Wochen im Haus von Sabine und wir konnten Kraft sammeln.

Auch Frau Dr. Schnittert war uns eine liebe Hilfe. Sie kam Mittwochs und ich konnte mit meinem Mann spazieren gehen, oder Erledigungen tätigen.

Und wenn es ganz eng wurde waren alle zur Stelle, auch meine Freundinnen, Christel, Gerlinde, Dagmar und Gudrun.

Herzlichen Dank, ich werde Euch alle nicht vergessen!

Eure Rosemarie Goldmann

3 Sie ist doch meine Mutter

Mir ist der Schrecken in alle Glieder gefahren. Ich habe das Gefühl ich zittere am ganzen Körper. Meine Mutter steht vor mir und weint bitterlich. Jetzt versuche ich sie zu trösten, obwohl ich sie gerade fürchterlich angeschrien habe: „Mama, das darf doch wohl nicht wahr sein! Ich habe Dich doch gerade vor dem Rathaus aus dem Auto steigen lassen. Und der Weg führt doch direkt zur Tür."

Dabei hatte alles ganz harmlos angefangen. Der Personalausweis meiner Mutter musste verlängert werden. Deshalb hatte ich sie mit in die Stadt genommen und vor dem Rathaus abgesetzt. Später wollten wir uns an der alten Kirche treffen.

Ich erledige noch einige Dinge, dann stehe ich an der Kirche. Da sehe ich sie auch schon kommen. Ich winke und gehe ihr entgegen. Doch meine Mutter wirkt so unsicher. Ihr Verhalten ist mir völlig fremd. Wir gehen aufeinander zu und ich frage: „Ist alles in Ordnung?" „Womit?", fragt sie zurück. „Mit Deinem Personalausweis, hast Du die Verlängerung beim

Einwohnermeldeamt in die Wege geleitet?" „Wo sollte ich dieses denn machen?" Ich atme einmal durch. „Mama, im Rathaus. Du bist doch dort ausgestiegen." „Rose, Du kannst mir glauben, dort war kein Rathaus." Ich gehe hoch auf einhundertachtzig: „Wie kann man nur so blöd sein. Steht vor dem Rathaus und sieht es nicht! Und findet das Einwohnermeldeamt erst recht nicht!" Und was ich noch alles gesagt habe. Und plötzlich das Weinen. Da wusste ich: hier ist etwas aus dem Ruder gelaufen. Es ist so schwer zu verstehen. Meine resolute Mutter, die immer alles regeln konnte, steht plötzlich da und ist hilflos.

Ich sagte zu ihr: „Komm wir gehen Kaffee trinken." Aber sie will nur nach Hause in Ihre Wohnung.

Zu Hause machen wir es uns gemütlich. Es scheint alles wie gewohnt zu sein. Zu dem Geschehenen schweigen wir. Ich aus Scham über das Gesagte und meine Mutter wahrscheinlich über ihre jetzt offenbar gewordene Unzulänglichkeit.

Meine Entscheidung steht fest: Mutter braucht ärztliche Hilfe.

4 Meine Oma

Wir sitzen beim Mittagstisch. Plötzlich gibt es einen Knall und mein Sohn Alexander springt auf, verlässt den Tisch und läuft hoch in unsere Wohnung.

Ich rufe: „Was ist passiert?" Es kommt keine Antwort. Sein Teller ist noch fast voll, was so geknallt hat ist das Besteck. Er hat es auf den Tellerrand fallen lassen. Ich nehme mir vor nachher mit meinem Sohn zu reden und bleibe bei Tisch sitzen. Meine Mutter und ich essen weiter, dann fragt sie: „Was hat der Junge?" „Ich weiß es nicht", sage ich, aber heute schmeckt mir das Essen nicht. Hausmannskost Gemüse und Eintöpfe habe ich so gerne bei meiner Mutter gegessen und Alexander sagt immer, die Reibekuchen bei Oma schmecken am besten.

Als wir fertig sind räumen wir den Tisch ab und ich sage: „Danke für das Essen, jetzt kann ich gleich loslegen mit anderen Dingen." Meine Mutter sagt: „Rose, es ist schon gut."

Oben angekommen rufe ich Alexander. Er sitzt in seinem Zimmer und macht Schularbeiten. „Was ist los?", frage ich. Da bricht es aus ihm heraus: „Mama, Du musst jetzt selber kochen. Was die Oma uns vorsetzt kann man nicht mehr essen."

Ich kann kein Wort sagen, er hat ja recht, mir schmeckt es auch nicht mehr. Dann erzählt er: „Gestern Nachmittag war doch Frau Greta da. Die Oma hat mich gerufen, ich sollte Kaffee machen und als ich mit dem Kaffee herunter kam, standen die Teller und Tassen kreuz und quer. Ich habe alles richtig hingestellt. Frau Greta sagte mir, man könnte sich kaum mit Oma unterhalten, sie wäre so verwirrt. „Mama, was ist mit Oma passiert? Sie konnte doch backen und kochen, konnte Gemüse und Obst so gut zurecht machen, arbeitete im Garten, hat genäht und gestrickt. Jetzt kann Sie dies alles nicht mehr richtig."

Ich sage: „Alexander, Du weißt, dass die Oma im Krankenhaus war, zur Untersuchung ihrer Durchblutungsstörungen. Der Arzt machte mir erst auch viel Mut, aber als ich nach ein paar Tagen kam meinte er, nachdem der Kopf geröntgt wurde, sehe er keine Hoffnung auf Besserung."

„Alexander, sind wir uns einig? Wir machen mit Oma Gedächtnistraining. Ab jetzt koche ich und Oma isst bei uns."

Nun sagt Alexander: „Auch ich werde für meine Oma da sein und sie immer unterstützen, sie ist doch die beste Oma der Welt."

5 Elisabeth

Unsere Freundin Elisabeth kennen wir schon seit Jahrzehnten und sind miteinander vertraut. Wir hatten uns kennengelernt als ihre Kinder Petra und Klaus noch nicht laufen konnten. An manchen Tage war Petra bei uns, und meine Mutter hat ihr ein Kleidchen genäht und ich habe mit der Kleinen gespielt.

Heute gibt es Tage an denen ist meine Mutter nicht gut auf mich zu sprechen, weil sie meinen Wünschen nicht nachkommen kann. Ich bin ärgerlich und denke , dass sie sich nicht gut genug konzentriert. Meine Mutter fühlt sich ungerecht behandelt. Und so kam es, dass wir Unstimmigkeiten hatten.

Damals dachte ich, meine Mutter müsse sich geistig nur mehr anstrengen – an Krankheit habe ich seinerzeit noch nicht gedacht.

In ihrer Traurigkeit telefoniert Mutter mit Elisabeth und schon kommt eines der Kinder oder Schwiegerkinder und holt Mutter ab, um ihr einen schönen Nachmittag im Hause der großen Familie zu gestalten.

5 Elisabeth

Ich weiß, wenn Mutter wieder zu Hause ist geht es ihr gut, sie hat alle ihre Sorgen über Bord geworfen. Elisabeth und die Kinder haben sie mit viel Vertrauen empfangen über alte Zeiten gesprochen und sie als Frau anerkannt.

Wenn ich frage: „Wie war es bei Elisabeth?" Dann sagt sie: „Es war wie immer wunderschön."

Leider ist Elisabeth auch nicht mehr gesund, sie verlässt nur selten ihre Wohnung.

6 Klippenfest

Gött sallen tem fi-ern komen!

Wo wed am fofftienten Juni gefi'ert,
jo, wo sall dat wall sein?
Bi Kaal, Rose un Helene op de Klippe
säggend nich nä!
Bloß nette Lüd send engeladen,
blievend bloß nich em Bett,
Et ge'it loß töschen seß on sewen,
en dä Tied es dat Bier ouk kolt.
Kommend mek nich em Frack
un vergetend et nich.
Domet ek wet öf ek dat grote
oder dat kle'ine Ferken schleiten mot,
säggend mek ewen Besche-it.

6 Klippenfest

Hallo Freunde!

Wir feiern wieder ein Klippenfest,
sagt Bescheid ob Ihr kommt, damit wir wissen,
ob wir das kleine oder das große Ferkel schlachten müssen.
Lasst den Frack und das Abendkleid im Schrank,
denn wir wollen zünftig auf unserer Terrasse feiern.

Rose, Karl & Helene, Auf der Klippe 106

Nun heute am 15. Juni und schon ein paar Tage früher laufen unsere Vorbereitungen auf Hochtouren.

7 Klippenfest 2

Unser Hund Cäsar probiert schon einmal alles aus. Als ich auf die Terrasse schaue, liegt er auf der Bank und schläft. „Cäsar!", rufe ich, „Runter von den Polstern, dort wollen unsere Gäste sitzen, ohne dass du schon vorher deine Haare abgelegt hast." Mürrisch verlässt er seinen schönen Sonnenplatz. Unser Helenchen ist ganz aufgeregt: „Rose, Karl, wann geht es los? Muss ich schon raus kommen?" „Nein Mama", sage ich, „bleib noch im Haus. Bis die Gäste kommen, ist noch Zeit und wir haben noch zu tun."

Die Zeit vergeht wie im Fluge und die ersten Besucher treffen ein. Da hält Helenchen nichts mehr in der Wohnung, sie möchte dabei sein. Die Gäste begrüßen meine Mutter herzlich. Sie kennt eigentlich Alle, meine Schulfreundin Liesel, meinen Schulfreund Wolfgang und natürlich auch alle anderen Gäste. Bei der Begrüßung kann Mutter keinen Gast mit Namen anreden, nur bei meiner Freundin Gudrun und unserem Freund Werner lässt sich erahnen, dass sie beide in guter Erinnerung hat.

Es wird viel erzählt und gelacht, und alle fühlen sich wohl. Mutter ist glücklich, dabei zu sitzen. Alle Gespräche, die man mit ihr führt, kann sie geschickt beantworten.

Gigi fragt: „Frau Goldmann, machen Sie Ihren Haushalt noch alleine?" „Natürlich", sagt meine Mutter. „Sie haben doch auch immer gekocht für Ihre Tochter und Ihren Enkel, haben Sie heute auch noch die Kraft dazu?" „Ja sicher", sagt meine Mutter. Ich sage: „Manchmal darf ich aber auch kochen?" „Wenn Du willst", sagt sie. Ich bin erstaunt wie sie sich ins rechte Licht setzen kann, lass ihr aber die Freude sich als gesunde Frau im Kreise unserer Familie zu fühlen.

Der Grill ist angezündet und bald sind die ersten Würstchen fertig und kommen auf den Teller. Mutter bekommt ein Würstchen mit Kartoffelsalat. Cäsar, den wir im Haus glaubten, hat sich auf die Terrasse geschlichen, angelockt vom guten Geruch. Meine Mutter hat ihr Würstchen in die Hand genommen und beißt hinein. Cäsar sieht seine Chance, ist geschwind bei ihr und beißt in das andere Ende der Wurst. Jetzt ziehen beide an der Wurst, Helenchen mit der Hand an einem Ende, Cäsar mit den Zähnen am anderen Ende. Ich höre mich noch rufen: „Mama, lass die Wurst los, Du bekommst eine neue Wurst." Aber das Gerangel um die Wurst geht weiter. Cäsar gewinnt das Duell. Schnell gehe ich zur Mutter und gebe ihr eine neue Wurst, sie strahlt mich an und sagt: „Der Cäsar hat meine Wurst genommen."

Die ungewollte Schaueinlage hat unsere Freunde aufgeschreckt, ihren vollen Teller im Blick zuhalten, damit nichts verloren geht. Karl sagt: „Keine Angst, wir haben noch reichlich Würstchen und Steaks im Vorrat." Da lachen alle von Herzen und langen tüchtig zu. Cäsar muss die Show-Bühne verlassen, er wird ins Haus gebracht.

Der Abend verläuft harmonisch und als sich die Gäste verabschieden, sagt Helene: „Bleibt doch noch, so jung kommen wir nicht mehr zusammen."

8 Ausflug zur Abtsküche

Schon lange hatten wir uns vorgenommen, einen Ausflug mit Helene zu unternehmen. Unser Ziel war der Abtskücher Teich. Heute am Sonntag war das Wetter besonders schön, blauer Himmel, und es war sehr warm. Wir hatten uns einen Rollstuhl besorgt, und so konnte es losgehen.

Der Abtskücher Teich an der Grenze zu Heiligenhaus ist ein Gewässer, das von den Velbertern und Heiligenhausern als Naherholungsgebiet genutzt wird. Ein breiter um den See angelegter Weg eignet sich besonders für Fußgänger und Rollstuhlfahrer. Zu jeder Jahreszeit kann man hier viele Wildvogelarten wie auch Schwäne, Enten und Schildkröten sehen. Der Teich bekam seinen Namen von den Äbten aus Werden, die hier ihren Ruhestand in der Kucken (Küche) verbrachten.

Helene freute sich schon sehr, sie war gerne mit uns unterwegs. Angekommen am Abstkücher Teich, setzen wir Helene in den Rollstuhl. Gleich darauf sahen wir die vielen Enten, die jetzt im April schon ihre Kinder hatten, sie schwammen lustig um die Entenmutter herum. Helenchen staunte und rief: „Quak, quak!". Füttern darf man die Tiere leider nicht. Wir gingen weiter zwischen Wiesen und Teich. Immer wieder kamen Enten über den Weg gelaufen, gingen entweder zu ihrer Brutstätte oder in den Teich zum Schwimmen. Ein großer Baumstamm lag im Wasser, und hierauf saßen viele, viele Schildkröten. Im Gegensatz zu den munteren Enten bewegten sie sich nicht. Dann sahen wir am Rand des Teiches zwei große Schwäne sitzen, als wir näher kamen, zischte einer uns an. Es hieß sicher, wir sollten weitergehen, aber dann sahen wir, dass sich unter den Flügeln des zweiten Schwans etwas bewegte. Wir blieben mit etwas Abstand stehen, und dann bemerkten wir sie, zwei kleine Schwäne hatte die Mutter unter ihren Flügeln versteckt. Helenchen war entzückt und freute sich der schönen Tiere. Als wir die Hälfte der Runde erreicht hatten, machten wir auf den Holzbänken eine Pause. Jetzt sah man über den großen See, wie sich alle Tiere tummelten. Mutter rief: „Oh ist es hier schön." Den Rest der Runde gingen wir durch eine schattige Baumallee. Schließlich kamen wir an dem großen Gutshof vorbei, der früher dem Abt zu Werden gehörte (um 1200 A.D.), heute ist der Hof in Privatbesitz.

Glücklich, einen schönen Nachmittag erlebt zu haben, fuhren wir nach Hause. Plötzlich im Auto sagt Helenchen: „Ja früher hatten wir auch viele Tiere, Hühner und Enten und eine Ziege, das war so schön."

9 Wer ist die fremde Frau?

„Wo ist mein Bett? Was wollen Sie hier? Ich will, dass Sie gehen! Alles haben Sie mir weggenommen und kaputt gemacht!"

Meine Mutter ist ganz aufgeregt, sie hat einen hochroten Kopf.
Ich rühre den Kleister an, rühre immer schneller, mein Herz rast wie verrückt, ich überlege, wie kann ich meine Mutter beruhigen. Dabei muss ich mich sputen, denn ich will heute noch fertig werden. Heute habe ich mir vorgenommen, im Schlafzimmer meiner Mutter neue Tapeten anzubringen.
Damit im Zimmer Platz wird, habe ich das Bett auseinander genommen, Kopfkissen und Oberbett liegen inzwischen im Wohnzimmer, die Matratze und den Sprungrahmen habe ich in den Vorbau gestellt und das Bettgestell von der Wand gezogen, damit ich die Tapeten besser ankleben kann.

„Mama," sage ich, „ich bin es doch, deine Tochter, ich möchte es Dir doch schön machen." Sie hört mir nicht zu, sie erkennt mich nicht, sondern klagt immer weiter.

„Mama, ich muss jetzt die Tapeten abreißen. Geh doch bitte ins Wohnzimmer und setz dich auf die Couch." Mutter rennt vom Schlafzimmer zum Vorbau, sie kann es nicht fassen, was für ein Durcheinander in ihrer Wohnung herrscht. Ich führe meine Mutter ins Wohnzimmer, lege ihr die Zeitung so hin, dass sie die Neuigkeiten aus Velbert und Langenberg lesen kann. Während ich die Tapeten entferne, rennt meine Mutter hin und her, jammert und schimpft. Ich lasse mich nicht aufhalten und arbeite weiter.

Dann ist es Mittag, ich schmiere ein paar Butterbrote und koche Kaffee. „Komm Mama!", rufe ich, „wir wollen etwas essen." Sie kommt in die Küche, setzt sich zu mir an den Tisch und beißt in ein Butterbrot. Das Essen beruhigt sie. Jetzt könnte ich sie fragen: „Mama, erkennst Du mich?" Aber ich frage nicht, sondern erzähle ihr, wie schön das Schlafzimmer heute Abend aussehen wird.

Resigniert lässt sie mich am Nachmittag arbeiten, sie sitzt im Wohnzimmer wie ein Häufchen Elend.

Gegen Abend kommt mein Mann nach Hause und Mutter läuft ihm sofort entgegen. Klagend ruft sie: „Karl, Karl komm und schau einmal her, wer ist die fremde Frau hier? Sie hat mir alles kaputt gemacht!"

„Mama Helenchen, was sagst Du da, dass ist doch Rose, deine Tochter, sie hat dein Schlafzimmer tapeziert, komm wir schauen, wie es aussieht."

Meine Mutter ist total erleichtert, sie hat ihren Schwiegersohn erkannt und verstanden, läuft ins Schlafzimmer und ruft „Oh, was ist mein Zimmer schön geworden."

„Mama", sage ich, „gefällt es Dir?"

„Ja", sagt sie, „Du hast es schön hergerichtet."

„Mama, Du weißt wer ich bin?"

„Ja sicher!", sagt sie, „Du bist meine beste Tochter."

Zusammen mit meinem Mann stellen wir das Bett an die Wand, legen Sprungrahmen und Matratze hinein, das Oberbett wird frisch überzogen, und alles sieht gemütlich aus.

Jetzt setzen wir uns zusammen in die Küche, Karl hat Brathähnchen mitgebracht, und wir lassen es uns schmecken.

Als wir mit dem Essen fertig sind, sagt meine Mutter, „Ich muss mir doch noch einmal das schöne Schlafzimmer ansehen." Glücklich ruft sie: „Danke Kind, ich werde sicher diese Nacht gut schlafen können."

Der Tag bleibt unvergessen.

10 Mein Geld ist weg

Ich komme in Mutters Wohnung und sehe sie nicht. „Mama, wo bist
Du?", rufe ich.

„Hier im Schlafzimmer."

Sie steht vor dem offenen Schlafzimmerschrank und wühlt in der Wäsche, einige Teile sind herausgefallen und liegen auf der Erde. „Mama,
was suchst Du denn?", frage ich. „Mein Geld ist weg", antwortet sie. „Es
liegt immer hier zwischen der Wäsche, und nun ist es nicht mehr da, es
muss mir einer gestohlen haben."

„Mama, wer soll dir denn dein Geld gestohlen haben? Wir wohnen doch
nur hier: Karl, Alexander, Du und ich."

„Aber das Geld ist nicht da!", sagt sie beharrlich.

Da Mutter des öfteren etwas verlegt, so denke ich mir, wird sich das Geld
schon wiederfinden.

Die schwarze Geldtasche kenne ich gut und weiß, dass sie immer im Wä-
scheschrank liegt. Sobald ich Geld von der Bank für Mutter abgehoben
habe, zeige ich es ihr, und sie legt die Scheine in die schwarze Tasche.

10 Mein Geld ist weg

Kleine Scheine kommen ins Portemonnaie.

„Komm Mama, lass uns erst einmal überlegen, wo Du die Tasche hinge-legt haben könntest."

Da wird sie ärgerlich: „Du willst doch nicht behaupten, ich habe das Geld verlegt. Ihr braucht ja immer Geld, wahrscheinlich habt ihr es genom-men."

„Mama, wenn ich Geld von dir haben möchte, würde ich es Dir sagen oder dich bitten, mir etwas zu leihen."

Das Gezeter geht noch einige Zeit weiter, bis Mutter beleidigt ist und nicht mehr mit mir spricht.

Abends kommt Karl von der Arbeit nach Hause und ich erzähle ihm von der verlorenen Tasche mit dem unauffindbaren Geld. Karl geht ins Schlafzimmer und nach kurzer Zeit kommt er mit der schwarzen Tasche und dem darin befindlichen Geld ins Wohnzimmer.

„Wo war die Tasche?", rufen wir beide voller Überraschung.

„Die Tasche lag hinter dem Schrank, wie sie da hingekommen ist, weiß ich nicht."

„Da bin ich aber froh", sagt Mutter, „Ich konnte mir auch nicht vorstellen, dass einer das Geld genommen hat."

11 Wie viel ist denn eine Portion?

Mit meinem Sohn Alexander und seinem Schulfreund Thomas möchte ich während der Schulferienzeit eine Woche Urlaub machen. Unser Ziel ist die See in Holland.

Nun ist die Frage, wie organisieren wir zu Hause den Alltag meiner Mutter. Mein Mann Karl muss zur Arbeit, und Mutter bleibt in ihrer Wohnung. Wir entschließen uns, Essen auf Rädern kommen zu lassen, gleich zwei Portionen, einmal für Mutter, einmal für meinen Mann.

An den Tagen, an denen mein Mann erst spät von der Arbeit kommt, haben wir eine liebe Freundin gebeten, Mutter den Nachmittag zu verkürzen, indem sie ihr Gesellschaft leistet und sie unterhält. Am Vormittag will die Nachbarin reinschauen und nach dem rechten sehen. Selber kochen kann Mutter nicht mehr, zu viel ist in der Vergangenheit angebrannt und übergekocht. Um Schlimmeres zu verhindern, haben wir den Ofen abgeschaltet.

11 Wie viel ist denn eine Portion?

Nach acht Tagen komme ich mit den Kindern erholt und fröhlich nach Hause.

Mein Mann sagt: „Helenchen und ich sind gut miteinander ausgekommen, Du hast nur vergessen Essen auf Rädern zu bestellen. Aber es war nicht schlimm, abends habe ich für uns beide gekocht."

Ich sage empört: „Natürlich habe ich Essen auf Rädern bestellt! Und das für zwei Personen. Da haben die Johanniter vergessen, das Essen zu bringen."

Ich gehe zum Abfalleimer und schaue hinein. „Hier", rufe ich, „liegt doch die Verpackung des Mittags-Menüs."

Jetzt habe ich einen Verdacht: „Mama, wer hat Dir das Essen gebracht, eine junge Frau oder ein junger Mann?"

„Ein Junge hat das Essen gebracht", sagt Mutter, „Es war sehr lecker."

Ich frage: „Mutter hast Du eine oder zwei Portionen gegessen?"

Und Sie antwortet darauf: *„Wie viel ist denn eine Portion?"*

Da müssen wir alle herzlich lachen.

12 Gudrun hat geladen

Am 10. Mai hat meine Freundin Gudrun Geburtstag, eine paar Tage zuvor ruft sie mich an und spricht eine Einladung aus. Ich winde mich die Einladung anzunehmen, da sagt sie: „Rosemarie ich habe nichts dagegen, wenn Du Deine Mutter mitbringst, dann ist sie nicht allein zu Hause und Du kannst beruhigt den Nachmittag genießen." „Das ist prima", sage ich, „Ich komme gerne mit meiner Mutter."

Wir fahren zur Kaffeezeit los. Mutter nimmt auf dem Beifahrersitz Platz, da sage ich: „Mama, kannst Du diesen Korb auf Deinem Schoß festhalten, damit er nicht im Auto umfällt."

Unser Geschenk an Gudrun ist ein großer Korb mit Geranien, Margeriten und Männertreu. Die Blumen leuchten in den Farben rot, weiß, blau, sie sehen so prächtig aus, man möchte am liebsten das Geschenk für sich behalten. Vorsichtig hält Mutter die Blumen fest. Als wir aussteigen will ich ihr den Korb abnehmen, aber sie will den Korb unbedingt festhalten. Ich denke, na dann soll Mama den Korb Gudrun überreichen.

12 Gudrun hat geladen

Nach der Begrüßung hält Mutter die Blumen immer noch fest. „Mama, gib die Blumen Gudrun, es ist ihr Geburtstagsgeschenk, die Geranien, Margeriten und die blauen Männertreu werden in die Balkon Kästen gepflanzt", erkläre ich. „Nein", sagt Mutter, „es sind meine Blumen, Rose, Du hast sie mir gegeben."

Wir diskutieren noch einige Zeit, aber es ist kein Einsehen von Mutter zu bekommen. Ich nehme ihr die Blumen aus der Hand und reiche sie Gudrun. Meine Mutter sieht mich ganz verzweifelt an. Wir gehen ins Wohnzimmer, aber sie ist unruhig und will immer wieder aufstehen.

Gudrun geht aus dem Zimmer und kommt mit einer Geranie im Übertopf wieder. Sie stellt die Geranie vor meine Mutter auf den Tisch mit den Worten: „Frau Goldmann diese Blume ist für Sie!" Da strahlt Mutter Gudrun an und sagt: „Danke Gudrun, Du bist ein liebes Mädchen."

Den ganzen Nachmittag lässt Mutter ihr Blumentöpfchen nicht mehr aus den Augen, jetzt kann sie auch Kuchen und Kaffee genießen.

13 Pause von den Lieben

Unsere Kräfte waren aufgezehrt. Drei Wochen hatten wir nun rund um die Uhr bei Mutter verbracht. Mein Mann und ich hatten am Bett gesessen, Fieber gemessen, Medikamente verabreicht, Windeln gewechselt und ständig die Wäsche gewechselt. Mutter ist sehr krank gewesen, eine Bronchitis hatte sie ans Bett gefesselt. Jetzt konnte sie aufstehen, und das Essen schmeckte ihr wieder, wir waren froh.

Nun brauchten wir Erholung, aber wie sollte dies gehen. Mutter konnte doch nicht alleine im Haus bleiben. Wir wollten ihr eine Woche Aufenthalt im Altenheim schmackhaft machen, aber das wollte sie auf keinen Fall. Nun war guter Rat teuer. Gute Freunde sind ein Segen, so versprach eine liebe Freundin „Seli" jeden Tag vorbei zu kommen und sich um Mutter zu kümmern. Wir wollten diese gute Tat erst einmal nicht annehmen, waren aber doch letztendlich froh einen Ausweg gefunden zu haben. Also buchten wir eine Urlaubsreise nach Mallorca.

Mein Mann hatte die beiden Damen zum Mittagessen ins Altenheim Haus Meyberg angemeldet, und Seli wollte für das Frühstück und Abendessen sorgen. Bei unseren telefonischen Nachfragen hörten wir zu unserer Zufriedenheit, alles laufe bestens. Nun stand unserer Erholung nichts mehr im Wege, bei Sonne, Wasser und leckerem Essen konnten wir uns erholen.

Als wir nach einer Woche den Heimflug antraten, war ich doch ziemlich aufgeregt. Was würde Mutter sagen, hatte sie uns sehr vermisst? Am Flughafen wurden wir von unserem Sohn Alexander abgeholt.

Ich fragte sofort: „Was macht Oma?"
„Ja, der geht es gut, wenn ich von der Arbeit kam, waren die beiden meistens noch unterwegs. Seli besuchte mit Oma alle Ausflugslokale in der näheren Umgebung. Beide kamen vergnügt nach Hause gefahren."
„Das hört sich ja gut an", sagte ich.
„Ich glaube, Oma ist ganz zufrieden", meinte Alexander.
„Ich bin gespannt, was uns erwartet. Am Ende hat Mutter uns nicht vermisst."

So war es dann auch, bei unserer Ankunft meinte Mutter: „Ihr hättet ruhig länger bleiben können, Seli hat mich jeden Tag zum Mittagessen und zum Kaffeetrinken gefahren. Sie hat immer Zeit für mich gehabt." Klang da ein Vorwurf mit? Dann waren wir sprachlos, als sie spontan sagte:

„Ein paar Tage ohne Euch haben mir gut getan!"

14 Ein aufmerksamer Nachbar

Schon lange weiß ich, dass meine Mutter nicht mehr alleine aus dem Haus gehen kann, sie findet sich nicht mehr zurecht und schon gar nicht nach Hause. Wenn ich zur Arbeit gehe, schließe ich die Haustür ab, aber auch wenn ich im Haus bin passiert es oft, dass meine Mutter das Haus ohne Mantel und Schuhe verlässt. Eigentlich kann sie nicht weit laufen, wir müssen sie stützen oder im Rollstuhl fahren, aber dann auf einmal ist ihr Wille gestärkt und sie läuft einfach davon.

Höre ich die Tür ins Schloss fallen, renne ich die Treppe herunter und gehe ihr nach. Ich laufe um sie schnell einzuholen. Bei ihr angelangt, bitte ich sie zurück zu gehen. Das will sie nicht, wir müssen erst einige Schritte weiter gehen ehe ich sie überreden kann umzukehren.

Natürlich ist es schon oft passiert, dass meine Mutter wegläuft und ich habe nichts gemerkt. Einmal kam unser Nachbar, schellte an der Tür und hatte Mutter unter den Arm gefasst. Wie ich erfuhr hatte sie ihm erzählt unbedingt einkaufen gehen zu müssen, denn bei uns bekäme sie nichts zu essen. Ich war bestürzt aber Herr Schubert sagte: „Rosemarie mach dir keine Sorgen, wir kennen dich und Deinen Mann und wissen, dass dies nicht stimmt." Dankbar nehme ich Mutter in Empfang und serviere ihr ein Stück Kuchen und eine Tasse Kaffee.

Ich spreche Mutter an und sage: „Mama, wenn Du trotz der eingenommenen Mahlzeiten noch Hunger hast, muss Du es mir sagen". „Ach Du dolles Blag, ich bekomme doch genug zu essen", sagt sie dann.

Gerade habe ich im Garten gezupft und gehackt, jetzt komme ich ins Haus und Mutter ist nicht da. Ich gehe in ihre Wohnung und rufe, „Mama!", aber sie meldet sich nicht. Wo ist sie? Weggelaufen? Weit kann sie nicht sein, denn lange Zeit verbrachte ich nicht bei der Gartenarbeit. Schnell ziehe ich andere Schuhe an und laufe los, sicher hole ich sie noch ein.

Die altbekannte Strecke, die Mutter gerne einschlägt, nehme ich mir vor. Zuerst laufe ich Richtung Schule, aber ich sehe Mutter nicht. Ich gehe ein Stück zurück und laufe den Birkenhang herunter. Nichts ist von Mutter zu sehen. Nun bin ich auf der Hüserstraße angekommen, hier haben wir früher gewohnt, vielleicht sucht sie ihr altes Zuhause, aber auch hier ist keine Spur von Ihr. Ich renne immer schneller die Hüserstraße hinauf bis zur Schule. Mensch, sie muss doch irgendwo sein. Eine Bekannte spricht mich an, was läufst du so schnell, sie will mich in ein Gespräch verwickeln und erzählt mir Neues von unserer Straße, aber ich bin viel zu aufgeregt um etwas davon aufzunehmen. Ich renne weiter und bin bald wieder an unserem Haus.

Dort schließe ich die Tür auf und rufe aus Leibeskräften: „Mama, wo bist Du?" Ich meine, ihre Stimme gehört zu haben und schon stehe ich in meiner Wohnung, da sitzt mein Mütterchen gemütlich im Wohnzimmer auf der Couch. „Mama, da bist Du ja", sage ich, „Ich habe Dich doch schon überall gesucht". „Aber ich bin doch hier", sagt sie. „Gott sei Dank", sage ich und lass mich erschöpft auf die Couch fallen. Ich denke mir: „Heute ist alles gut gegangen", dabei lege ich den Arm um meine Mutter.

An diesem Tag lasse ich die Arbeit ruhen, um wieder Kraft zu sammeln. Für das Geschenk, Mutter unversehrt bei mir zu haben, bin ich dankbar.

15 Ich suche Mama und Papa!

Mutter ist wieder alleine losgegangen. Sie ist ohne Mantel und Schuhe unterwegs und hat nur Pantoffeln an den Füßen, obwohl es jetzt im Oktober kühl ist. Vielleicht fällt sie wieder einem Nachbarn auf. Ich nehme das Auto und fahre die Straßen in unserer Nähe ab, aber ich sehe sie nicht. Sie muss doch irgendwo sein? Wieder zu Hause, rufe ich in der Altentagesstätte an. Man sagt mir dort man hätte meine Mutter gesehen, aber wohin sie gegangen sei wisse man nicht.

Mutter hatte die Altentagesstätte einige Male besucht, schließlich wollte sie nicht mehr dort hingehen. Ich versuchte ihr das „Treffen" schmackhaft zu machen, aber ohne Erfolg, denn den Anforderungen war sie nicht mehr gewachsen. Unterhalten, korrektes Essen und Trinken, dem konnte sie nicht mehr nachkommen. Unsere Unterstützung fehlte ihr dort.

Inzwischen werde ich immer nervöser und kann nicht mehr richtig denken. Das Ablenken durch eine Tätigkeit gelingt mir nicht. Da höre ich ein Auto vor unserem Haus halten und ich renne zum Fenster. Erleichtert kann ich durchatmen. Meine Schulfreundin Marlies steigt aus dem Auto und dann auch meine Mutter. Ich laufe den beiden entgegen. Ärgerlich sagt Marlies: „Du musst besser auf Deine Mutter aufpassen!"

Glücklich danke ich Marlies und da strahlt sie auch und erzählt mir, dass sie Mutter in der Langenberger Innenstadt entdeckt hat. „Oh je", sage ich, „da ist sie ja weit gelaufen." Und dann sehe ich auch schon die geschwollenen Fußgelenke. Ich merke, dass Mutter kaum noch auftreten kann. Mehr gezogen als gelaufen bringe ich sie zurück in ihre Wohnung und gebe ihr erst einmal ein Glas Wasser. Ich binde ihr kühle Umschläge um die Fußgelenke, damit diese wieder abschwellen und die Schmerzen nachlassen. Ein paar Tage wird es wohl dauern bis die Schwellung wieder abgeklungen ist.

Nach einiger Zeit frage ich: „Mama, Du bist so weit gelaufen, wo wolltest Du hin?"

Meine Mutter sagt ganz traurig: „Ich suche Mama und Papa!"

16 Helenchen hat sich verliebt

Ein bis zwei Mal in der Woche bringe ich meine Mutter zur Pflegestation Geronta. Dort wird sie gut betreut und ich kann mir für den Nachmittag etwas vornehmen, zum Beispiel einen Besuch bei meinen Freundinnen Christa, Paula und Carla in Essen. Wir haben uns kennengelernt als unsere Kinder noch im Kinderwagen lagen und da unsere Mütter weiter weg wohnten oder arbeiten gingen, tat die gegenseitige Hilfe, die wir uns zukommen ließen, sehr gut. Daraus ist eine Freundschaft gewachsen.

Nun freue ich mich auch an diesem Tag auf einen schönen Nachmittag. Auf meinem Heimweg fahre ich bei der Pflegestation Geronta vorbei, um meine Mutter abzuholen. Als ich in den Aufenthaltsraum komme sitzt sie auf dem Sofa und neben ihr ein großer gestandener Herr. Die beiden halten Händchen. Ich bin so perplex, daß ich den alten Herrn nicht ansprechen kann, sondern ich scheuche meine Mutter regelrecht auf um mit ihr nach Hause zu fahren. Sie folgt mir auch sofort.

In der nächsten Woche, als ich Mutter abhole, sitzt sie wieder mit dem alten Herrn auf dem Sofa. Diesmal hat sie ihren Kopf an seine Schulter gelehnt. Ich gehe auf die beiden zu und frage den alten Herrn nach seinem Namen. Er sagt: „Ich heiße Fritz und wohne hier." Dann sagt er: „Bald findet hier die Weihnachtsfeier statt, da müsse sie auch kommen, es wird sicher sehr schön."

Die Weihnachtsfeier wird dann auch angenehm und unterhaltsam. Weihnachtslieder werden gesungen, es gibt viele leckere Plätzchen und Fritz sitzt neben meiner Mutter. Da sehe ich wie sie ein Plätzchen von ihrem Teller nimmt und es ganz vorsichtig auf den Teller von Fritz legt. Zuhause frage ich: „Ist der Fritz dein Freund?" „Ja", sagt sie, „und mein Papa."

17 Kan ik nog helpen?

Kann ich Ihnen helfen?

Große Planungen stehen an, denn wir möchten alle zusammen in den Urlaub fahren. Meine Mutter ist die Hauptperson. Sie braucht auf jeden Fall einen Rollstuhl, damit wir sie auf langen Wegstrecken im Rollstuhl schieben können. Alexander und mein Mann möchten sich im Wasser tummeln und viel schwimmen, also wäre die See gut, aber mit Hundestrand, Cäsar unser Schäferhund, muss auch mit, und Alexander möchte noch seinen Freund Dirk mitnehmen.

Eine passende Wohnung in Noordwijk Holland haben wir nach einigen Bemühungen gefunden. Die nächste Suche gilt dem Rollstuhl. Nun besuche ich seit einiger Zeit die „Selbsthilfegruppe pflegende Angehörige" der AOK Velbert, unser Betreuer ist Herr Pintscher. Ihm trage ich meinen Wunsch vor, er weiß Rat und stellt mir beziehungsweise meiner Mutter für die Ferienzeit einen Rollstuhl zur Verfügung.

17 Kan ik nog helpen?

Unsere siebzehnjährigen Jungs haben sich schlau gemacht, sie können mit einem Ferienbus bis Noordwijk fahren. Wir sind froh, fünf Personen und Hund hätten im Auto keinen Platz gehabt, da der Kofferraum zum größten Teil von dem Rollstuhl in Beschlag genommen wird. Der Bus aber fährt eine Woche vor unserer Urlaubsplanung. Die Jungs sind nicht traurig, sie wollen sich im nahe gelegenen Hotel Belvedere einquartieren. Wir haben schon in diesem Hotel mit Alexander übernachtet und geben unser O.K.

Bis zur letzten Minute bin ich mit meinen Vorbereitungen beschäftigt, aber dann geht es los, und in ein paar Stunden sind wir am Ziel.

Unsere Wohnung ist groß und geräumig. Wir richten uns ein und nehmen in der Wohnküche Platz, der mitgebrachte Kaffee schmeckt uns gut. Zum Abend kommen die Kinder vorbei und gemeinsam erzählen wir. Cäsar freut sich so auf Alexander und lässt ihm keine Ruhe, bis dieser mit dem Hund einen Spaziergang macht. Als sie zurückkommen, ist der Hund pitschnass Alexander rubbelt ihn ab, und ich frage, „Cäsar war es schön im Meer zu baden?" Da schüttelt er sich mächtig, und ich weiß Bescheid.

Die Jungs möchten nicht zu uns in die Wohnung ziehen, sondern in ihrer Herberge, dem Hotel Belvedere, bleiben. Dort ist gerade ein Filmteam bei der Arbeit, sie drehen einen Krimi, das ist spannend. Wir sind mit allem einverstanden, die Tagesplanung machen wir sowieso gemeinsam.

Jeder Tag wird so geplant, dass keiner von uns zu kurz kommt. Unser Helenchen braucht natürlich unsere meiste Aufmerksamkeit, wir können sie keine Minute allein lassen, da sie in der fremden Umgebung überhaupt nicht zurecht kommt. Lange Spaziergänge machen wir, Helenchen schieben wir im Rollstuhl.

In der Ferienwohnung neben uns wohnen drei ältere Damen. Als ich nach ein paar Tagen eine der Damen vor der Wohnungstüre treffe, sagt sie zu mir: „Gaat a vandaag maal alleen met uw man weg, gehen Sie heute einmal alleine mit Ihrem Mann weg, wir setzen uns heute mit ihrer Mutter in den Hof und trinken Kaffee". Ich verneine und sage: „Meine Mutter ist krank, sie versteht nicht alles." „Das ist uns schon aufgefallen, ich habe mit meinen Freundinnen gesprochen, und wir drei möchten Ihnen beiden einen freien Nachmittag schenken." Alle meine Bedenken wirft die alte Dame in den Wind, so bekommen wir als Geschenk einen Nachmittag zu zweit.

Wir suchen einen Weg durch die Dünen und lassen im Wind unseren Gefühlen freien Lauf, sagen uns los vom Alltag. Zurück auf dem Strandboulevard machen wir Rast im Hotel Königin Juliana und genießen den schönen Sommertag an der See. Aber schnell holt uns die Realität wieder ein, wir denken an unsere Mutter und gehen wieder zu unserer Wohnung. Mutter sitzt im Hof mit den Damen, ich bin erleichtert, als ich sie sehe, aber ich glaube noch mehr erleichtert ist meine Mutter. Sie ruft laut: „Rose, hier bin ich." „Ja," sage ich „Mama, hattest Du einen schönen Nachmittag?" Sie schaut in die Runde und sagt : „Ja!" Aber ihre Augen sagen, gut, dass Ihr wieder da seid. Wir bedanken uns herzlich bei den Damen. Sie versichern uns, dass es ein angenehmer Nachmittag mit Mutter war. Ich setze mich zu meiner Mutter auf die Bank und gemeinsam lassen wir den Abend im Hof ausklingen. Bald kommt auch Alexander und bringt uns den Cäsar wieder, der Hund freut sich riesig uns zu sehen.

Zum Abschluss der Ferientage möchten wir nach Alkmar zum Käsemarkt fahren, diesmal müssen wir alle im Auto Platz finden. Vor der Innenstadt von Alkmar wird das Auto geparkt, ab jetzt geht es mit Bussen zu dem Ortskern weiter. Wir schieben unsere Mutter im Rollstuhl zur nahe gelegenen Haltestation, der Bus steht schon zur Abfahrt bereit, da hören wir ein freundliches: „kan ik nog helpen? (Kann ich Ihnen helfen?) „Ja;" sagen wir freundlich im Chor, und schon sitzen wir gut aufgehoben im Stadtbus.

Dass es ein schöner Tag wird mit freundlichen, hilfsbereiten Menschen, muss ich wohl nicht erwähnen, wir, fünf Personen und ein Hund, fühlen uns auf jeden Fall wohl.

18 Die Kutschfahrt

„Rose", ruft Karl, „freu' Dich, wir haben eine Kutschfahrt gewonnen!"

Ich bin ganz erstaunt. „Ja, wieso denn das?", frage ich.

„Die Langenberger Geschäfte hatten in ihren Schaufensterauslagen Ostereier versteckt, diese mussten gezählt werden. Das habe ich getan und eine Kutschfahrt ist dabei herausgekommen."

„Das ist ja prima, wer kann alles mitfahren?"

„Wir alle, Helenchen, Alexander mit Freundin und wir beide. Wir müssen nur noch einen Termin festmachen."

Ich erzähle meiner Mama und Alexander von dem Gewinn und nach einem Anruf bei der Langenberger Werbegemeinschaft wird das Datum festgesetzt.

Dann ist es soweit, wir werden mit der Kutsche auf der Klippe abgeholt. Die Nachbarn schauen, aber wir sehen nur die Kutsche und die Pferde.

18 Die Kutschfahrt

Wir alle klettern auf den Kutschwagen. Alexander setzt sich neben dem Kutscher auf den Kutschbock. Die Fahrt führt uns über die Höhenstraße nach Elfringhausen.

„Mama, wie gefällt es Dir?", frage ich.

„Es ist sehr schön", sagt sie.

Ich glaube wir könnten bis nach Amerika fahren, Mutter führe mit. Hauptsache wir sind bei ihr. Wir fahren durch Wälder und vorbei an Wiesen, das Trampeln und Schnaufen der Pferde gibt uns ein beruhigendes Gefühl. Auch das Tempo der Pferde ist angenehm, es gibt uns Zeit, Blumen und Bäume in Ruhe zu betrachten.

An dem Ausflugslokal *Op dä Höh* machen wir halt. Die Pferde müssen verschnaufen und wir trinken Kaffee und essen ein Stück Kuchen.

Als es den Berg steil hinunter geht spricht der Kutscher beruhigend auf die Pferde ein. Sie verlangsamen ihren Schritt und wir kommen wohlbehalten ins Tal.

Zurück bei 25 Grad Celsius fahren wir bis zum Reiterhof Lembeck. Wir werden von den Geschäftsleuten in Empfang genommen und danken diesen für die wunderbaren Stunden mit der Kutsche und den gehorsamen Pferden. Mit einem dicken Apfel verabschiede ich mich von den Pferden. Ich lege den Apfel auf meine flache Hand, reiche sie den schlauen Pferden und höre anschließend das genüssliche Kauen. Alexander klopft auf den weichen Hals des Pferdes und Karl streichelt über die warmen Nüstern. Beide Pferde bekommen die gleiche Zuwendung, eine kleine Belohnung muss sein.

Am nächsten Tag fragt Mutter: „Wann fahren wir wieder mit den Pferden?"

Ich stutze, dann freue ich mich – sie hat den gestrigen Tag noch nicht vergessen.

19 Karls 50. Geburtstag

Am 19. September 89 ist Karls 50. Geburtstag. Alle Freunde sind eingeladen, um bei uns auf der Klippe zu feiern. Die Terrasse nimmt bis zu 50 Personen auf, und das Wetter ist bombastisch, wir haben Mühe, alle Speisen kalt zu stellen, dabei kommt auch der Kühlschrank von unseren Nachbarn zum Einsatz. Ich haben die Gäste gebeten, eine paar Zeilen über unser Geburtstagskind zu schreiben. Für Helene kam dabei folgender Text zum Tragen:

Lieber Karl,

Helenchen, dass ist einfach wahr,
sie ruft nach Karl, wann immer er ist da,
wie oft hört jeder von ihr:
„Komm Karl, hilf doch mir"

Karl führt sie durch das ganze Haus.
Er geht mit ihr die Treppe rauf.
Er geht mit ihr auch wieder runter

und steht auf, wenn sie nachts ist munter.
Er führt sie nachts auch dann zum Klo
und wenn er wieder liegt, dann ist er froh.

Den Rollstuhl von der AOK,
den schiebt er um den See sogar.
Dabei ist Lenchen gar nicht leicht,
doch Karl klagt nie und sagt: „Es reicht."

Doch dann strahlt sie ihn an und drückt ihn feste,
sie sagt: „Karl Du bis der Beste!"

Deine Helene

20 Der stumme Schrei

Zitternd hält meine Hand das Telefon, ich wähle die Nummer 1-1-2. Als der Hörer auf der anderen Seite aufgenommen wird, nenne ich meinen Namen und sage:

„Kommen Sie schnell, meine Mutter ist die Treppe herunter gefallen und mit dem Kopf aufgeschlagen, sie blutet schrecklich."

Am anderen Ende sagt die Stimme: „Wiederholen Sie bitte !"

Ich versuche langsam und deutlich zu sprechen und wiederhole alles.

„Wir kommen sofort.", sagt der Mann am Notruf!

Ich habe Mutter ein Handtuch unter den Kopf gelegt, vorsichtig streichele ich ihre Wange, dabei rast mein Herz wie verrückt.

Der Krankenwagen bringt Mutter ins Krankenhaus Niederberg. Ich lege Nachthemd, Unterwäsche und Kulturbeutel zusammen, packe alles in eine Tasche und fahre ins Krankenhaus. Dort werde ich schon erwartet, um Namen, Anschrift und Krankenkasse anzugeben. Ich fasse mich in Geduld, warte das Ergebnis der Untersuchungen ab. Dann steht der ärztliche Befund fest, kein Knochenbruch, aber eine Gehirnerschütterung und eine große Platzwunde am Kopf. Mutter wird auf ein Krankenzimmer verlegt, ich bleibe bis zum Abend an ihrem Bett sitzen.

Auf dem Heimweg plagt mich mein schlechtes Gewissen. Hätte ich denn erkennen müssen, dass Mutter absolut nicht in der Lage war, die Treppen allein hochzusteigen? Wie jeden Mittag habe ich sie zum Essen gerufen. Aber heute hat sie zögernd auf der Treppe gestanden, plötzlich fiel sie rückwärts herunter. Als sie mit dem Kopf auf die Fliesen schlägt, denke ich, hoffentlich ist sie nicht tot! Ich beruhige mich und sage mir, sei doch froh, dass Mutter nichts gebrochen hat, die Verletzungen werden schon wieder heilen.

Jeden Tag fahre ich um die Mittagszeit ins Krankenhaus, die Schwestern kann ich entlasten, indem ich Mutter das Essen reiche. Hier wird sie gut behandelt, aber es wird auch alles umgestellt, man bindet ihr Windeln um, setzt sie zum Nachmittag in den Rollstuhl, mit einem Bügel über dem Schoß, damit sie nicht aufstehen kann. Wenn ich komme und frage „Mama wie geht es Dir, hast Du Schmerzen?", schaut sie mich verständnislos an. Ich sage: „Ich bin es doch, Rose, Deine Tochter." Sie zeigt kein Verstehen, zu Hause soll alles wieder besser werden, denke ich mir.

Nach acht Tagen bittet der behandelnde Arzt mich um ein Gespräch, er sagt: „Ich kann Ihre Mutter nicht länger hier halten, unsere Schwestern haben so viel Arbeit mit ihr, sie ist ein Pflegefall." „Das tut mir leid, aber ich komme doch jeden Tag und entlaste Ihre Schwestern!"
„Wir möchten Ihre Mutter morgen entlassen!"

„Natürlich ich habe nichts dagegen, ich hole sie morgen und nehme sie wieder mit zu uns." Ich stehe auf und will das Zimmer verlassen.

Da sagt der Arzt zu mir: „Sie wissen doch, dass Ihre Mutter *Alzheimer* hat?"

Ich bin wie erstarrt, in mir schreit alles – Nein, Nein – das darf doch nicht sein, meine Beine werden schwer, ich lasse mich auf den nächsten Stuhl fallen, meine Tränen laufen und laufen. Die Diagnose Alzheimer sagt, hier gibt es keine Besserung. Mein nächster Gedanke ist, wie werden ich und meine Familie mit dieser Situation fertig?

21 Familienrat

Es geht nicht weiter!

Was sollen wir machen?

Traurig schauen wir in die Runde, wir sitzen um den Tisch und beratschlagen, wie es weiter geht. Meine Mutter können wir nicht mehr ohne Aufsicht in der Wohnung lassen.

Als ich gestern von der Arbeit kam, stand meine Küche unter Wasser, der Wasserhahn lief noch, im Spülbecken war der Stopfen fest gedrückt.
Ich habe mich furchtbar aufgeregt und Mutter angeschrien: „Was hast Du gemacht!"
Sie hatte keine Erinnerung, wie es zu der Überschwemmung kam.

Als ich mich wieder beruhigt hatte, konnte ich nachvollziehen, was passiert ist. Mutter hatte in meiner Wohnung gespült, wahrscheinlich hatte es an der Türe geschellt, oder das Telefon hatte geklingelt, sie hat nachgesehen und dabei vergessen, den Wasserhahn abzudrehen. Wir sind unglücklich und sie ist es auch. Es gibt nur zwei Möglichkeiten, die erste,

Mutter muss ins Altenheim, oder ich höre auf zu arbeiten, und dabei bin ich noch auf die Hilfe meiner Familie angewiesen.

Wir wägen hin und her, Heim oder zu Hause mit Einsatz der Familie, auch Alexander müsste am Nachmittag stundenweise in der Wohnung bleiben und nach seiner Oma sehen, damit ich auch einmal aus dem Haus kann.

Mein Herz hängt an meiner Mutter, ich kann nicht vergessen, was sie und mein Vater für mich getan haben. Nach der Trennung von meinem Ex-Mann haben sie mich und den Jungen aufgenommen, ich habe acht Stunden im Büro gearbeitet und sie haben das Kind betreut und das mit viel, viel Liebe und Geduld. Sie haben mir eine Unterkunft in ihrem Haus gegeben und mir den Start als allein erziehende Mutter leicht gemacht, ich konnte mit jeder Hilfe meiner Eltern rechnen. Musste ich da nicht heute, wo mein Vater tot ist, diese Hilfe auch meiner Mutter weiter geben? Sie ist doch auf mich, meinen Mann und Alexander fixiert. Wir bieten ihr doch Sicherheit, eine Fremde Umgebung würde sie doch zusätzlich belasten.

Wir nehmen Bedenkzeit, jeder soll überlegen, ob er sich stark genug fühlt, seine Rolle zu übernehmen. Ich werfe noch in den Raum, dass es doch die letzten Jahre für Mutter sind.

Am Wochenende haben wir entschieden, ich gebe meine Halbtagsstelle am 01.01.1989 auf und konzentriere mich auf die Pflege meiner Mutter.

22 Der Nikolaus kommt

Es ist bei uns Tradition am Nikolausabend nach Volmarstein, zu meinen Schwiegereltern, zu fahren.

Dort setzt man sich mit der Großfamilie, zwei Söhne, eine Tochter, den Partnern und natürlich den Kindern zusammen. Meine Schwiegermutter hat für das Abendessen vorgesorgt, die Speisen werden aufgetragen, bis kein Platz mehr auf dem Tisch ist. Natürlich darf auch das gute Geschirr nicht fehlen und dann lassen es sich alle gut schmecken. Anschließend steht mein Schwiegervater vom Tisch auf, um ins Geschäft zu gehen, er sagt: „Ich muss Ware zählen und wiegen, alles aufschreiben und die Inventur ausrechnen." Die Enkelkinder Dominik, Julia, Mira, Fritzi und Anna mosern ganz fürchterlich. Sie rufen: „Opa, das dauert immer so lange, gleich kommt doch der Nikolaus und Du bist wie jedes Jahr nicht zu Hause." Opa sagt: „Kinder Ihr müsst mir später alles genau erzählen, was der Nikolaus gesagt hat." „Ach Opa, das ist doch nicht das Gleiche, der Nikolaus fragt uns immer, ob wir auch gehorchen und ob wir fleißig für die Schule lernen." „Ja, tut Ihr das denn nicht?" Kleinlaut antworten die großen Kinder: „Doch". Die Kleinste geht noch nicht in die Schule und sagt: „Opa, Anna immer lieb!" Alle lachen und stimmen Anna zu.

Dann ist der Opa verschwunden und die Kinder werden ganz ruhig, eine große Anspannung erfasst sie. Die Erwachsenen räumen den Tisch ab und streichen die Tischdecke zurecht. Es dauert einige Zeit bis sich alle wieder gesetzt haben. Die Aufmerksamkeit meiner Mutter, die natürlich auch dabei ist, richtet sich ganz auf die Kinder, sie schaut ihrem Spiel zu, ist total stolz, wenn mal ein Püppchen oder ein Auto auf ihrem Schoß abgelegt wird und streichelt zärtlich mit der Hand über das Gebrachte.

Plötzlich gibt es ein Gerumpel an der Türe, lautes Poltern dringt in das Wohnzimmer. Dominik, der Älteste, hat sich unter den Tisch verkrochen, dann steht der Nikolaus vor uns. Er hat einen roten Mantel an, in der Hand den Hirtenstab und ein großer Jutesack liegt über der Schulter. Sein Bart hält das Gesicht halb verdeckt. Und erst die Hände, sie stecken in wunderbaren grau rot gemusterten Handschuhen, die Spitzen der Finger sind rot, als wenn der Nikolaus die Fingernägel rot lackiert hätte. Das ist schon ungewöhnlich. Aber die Kinder haben in diesem Moment keinen Blick dafür, sie schmiegen sich fest an ihre Mamas und Papas. Nur Anna sieht der Sache gelassen entgegen, dafür wird sie auch als erste vom Nikolaus mit einer Tüte belohnt. Dabei strahlt sie den Nikolaus an. Nacheinander erfolgt die Übergabe der wunderschönen Tüten an die Kinder, dabei werden Ratschläge und Ermahnungen vom Nikolaus ausgesprochen. Auch Dominik hat nichts Böses zu erwarten. Der Nikolaus lobt ihn dafür, dass er oft dem Opa handwerkliche Hilfe leistet. Da ist Dominik richtig stolz.

Als der Nikolaus wieder gegangen ist, nicht ohne dass die Kinder, wie auch die Erwachsenen, gesungen haben, kommt auch der Opa von der Inventur im Geschäft nach Hause und alle Kinder laufen zu ihm und erzählen. Ich schaue auf meine Mutter, sie hat Tränen in den Augen. Erschrocken frage ich: „Mama, was ist passiert?" Da sagt sie: „Der Nikolaus hat mir keine Tüte mitgebracht." Meine Schwiegermutter, die dies mitbekommen hat, läuft in die Küche und schnell kommt sie mit einer gefüllten Nikolaus-Tüte zurück und überreicht sie meiner Mutter mit den Worten. „Helene die Tüte stand im Flur. Beim Hinausgehen hat der Nikolaus gesagt, sie wäre für Dich." Da sieht man wieder Helenes Augen strahlen und zusammen singen wir „Nikolaus komm in unser Haus pack die große Tasche aus."

Es war so schön und der Nikolaus war so lieb. Alle haben wir eine Tüte mit Naschwerk bekommen, nur Du, Opa, warst wieder nicht zu Hause.

23 Karl fährt zur Kur

Für die meisten Menschen ist die Kur eine Abwechslung und Erholung vom Alltag. Für meinen Mann war es dies auch, aber hinzu kam noch die dringende Notwendigkeit, die angeschlagene Seele bei dem Spagat zwischen hartem Berufsleben und tiefem Einfühlungsvermögen bei der Pflege, wieder ins Gleichgewicht zu bringen.

Jeden Morgen, bis auf den Sonntag, steht mein Mann um 5 Uhr auf. Im Einzelhandel gibt es keinen Achtstundentag, die freien Nachmittage sind eher selten. Abends, wenn er müde von der Arbeit kommt, brauche ich auch seine Hilfe für Arbeiten die noch nicht erledigt sind. Sein starker Arm tut Mutter und mir gut. Dabei geht es um die Körperpflege meiner Mutter, zum Beispiel das Duschen. Außer Pflege braucht die Mutter rund um die Uhr Betreuung, wie bei einem Kleinkind.

Im Mai 1992 kam der große Augenblick: Meinem Mann wurde eine Kur genehmigt und Karl freute sich auch schon.

Meine Gedanken waren, wie schaffe ich die Pflege, lasse ich mir helfen? Ich dachte an meine Freundin Christel, sie betreut ihre Schwiegermutter, bei ihr hole ich mir Rat. Bei unserem Gespräch empfiehlt sie mir den Pflegedienst der Caritas, die Voraussetzung ist die entsprechende Pflegestufe.

Vor einem Jahr hatte ich schon einen Pflegeantrag gestellt, dieser wurde abgelehnt. Bei der Frage der Amtsärztin an meine Mutter: „Frau Goldmann, wie geht es ihnen? Können sie sich selber waschen und auch das Frühstück zubereiten?" antwortet meine Mutter, korrekt wie selten: „Mir geht es gut, und ich brauche keine Hilfe!" Da konnte ich noch so viel beteuern, dass dies nicht stimme, man wollte mir nicht glauben. Bei weiteren Fragen hätte auch die Amtsärztin gemerkt, dass meine Mutter dringend unsere Hilfe brauchte. Aber dazu kam es nicht mehr, sie verließ schnell unsere Wohnung.

Jetzt sollte unsere Mutter wieder amtlich zur Vorführung kommen. Ich fürchtete mich davor, würde diesmal die geschulte Ärztin eine willige Begutachtung vornehmen, oder war das Interesse an kranken Menschen nicht so groß? Die Caritas, die ich eingeschaltet hatte, machte mir Mut. Die Leiterin hatte sich bei uns umgesehen und meinte: „Dies bekommen wir hin, so krank wie ihre Mutter ist, kann die Pflegestufe nicht abgelehnt werden." Nach einigem Gerangel wurde die Pflegestufe II verordnet.

Nach vier Wochen kam mein Mann Karl wieder nach Hause, er hatte sich gut erholt und nette Leute kennengelernt.

Ich war froh, ihn wieder zu Hause zu haben. Die Pflege der Schwestern ließen wir weiter laufen, somit blieb uns beiden etwas mehr Zeit.

24 Wie ich zu meiner Mittwochnachmittag Betreuerin kam

Manche Tage waren einfach zum Verzweifeln. Die Mutter oft unruhig. Sie hat so geschrien, dass die Nachbarn mich schon daraufhin ansprachen. Meine Ärztin wusste auch keinen Rat, sie versicherte mir: „Ihre Mutter hat keine Schmerzen, geben sie Medikamente zur Beruhigung". Sobald ich in ihr Zimmer kam, hörte sie auf zu schreien, um nach kurzer Zeit wieder neu zu beginnen. Ich sprach mit ihr und wollte sie beruhigen, aber dann schlug sie sich wie wild vor den Kopf. Mit leckerem Essen konnten wir Sie meistens ablenken, aber in diesem Zustand konnte ich ihr kein Trinken und Essen geben, sie hätte sich sofort verschluckt.

In meiner Verzweiflung sprach ich mit meiner Freundin Christel über unser Problem.

Christel sagte sofort: „Ich habe gerade einen Zettel vorliegen. Das Krankenhaus Neviges stellt unter Schwester Bernwarde eine ehrenamtliche Hospiz-Betreuung auf die Beine. Ruf doch einmal an, ich gebe Dir die Telefonnummer durch." „Danke," sage ich, „das werde ich sofort machen".

Als ich mit Schwester Bernwarde am Telefon sprach, sagte sie: „Soweit sind wir lange noch nicht, dass wir ihnen Hilfe anbieten können. Da müssen Sie noch lange Zeit warten. Aber einen kleinen Moment, ich muss Rücksprache halten." Nach kurzer Zeit kommt sie wieder ans Telefon und sagt: „Sie haben Glück! Hier bei mir sitzt Frau Dr. Schnittert, sie möchte gerne zu Ihnen und Ihrer Mutter kommen. Diese Frau ist etwas Besonderes, sie war praktizierende Frauenärztin, ist sehr sozial eingestellt und meine erste Kandidatin für die Betreuung. Ich wollte sie Ihnen eigentlich nicht vorstellen, aber sie hat mitgehört und möchte Ihnen helfen."

Nach vielen Dankeschöns und Angabe meiner Adresse lege ich auf. Den ersten Termin haben wir für Mittwoch festgemacht, ich bin so glücklich und freue mich auf die ältere Dame.
Prompt saust sie am Mittwoch mit ihrem VW auf unser Haus zu. Ich komme ihr entgegen und sie geht gleich mit mir zur Mutter ins Zimmer. Nachdem ich Kaffee gekocht habe und alles ins Krankenzimmer bringe, ist die Mutter mucksmäuschenstill. Man hört die liebe Frau Dr. Schnittert mit ihrer hellen klangvollen Stimme Volkslieder singen. Leise setze ich mich dazu und genieße diese schöne Atmosphäre.

Frau Dr. Schnittert ist ab nun jede Woche unser und Mutters Gast. Wir können uns auf sie verlassen und manchen Mittwochnachmittagen gehen mein Mann und ich spazieren.

Ein herzliches „Dankeschön!" an Frau Dr. Schnittert.

25 Notplan

Mein Mann setzt sich zu mir auf das Bett und sagt:

„Heute siehst Du wieder besser aus!"

„Ja," sage ich, „ich fühle mich auch wieder wohler, und Luft bekomme ich auch, noch ein paar Tage hier im Krankenhaus und ich bin wieder bei Euch."

„Überstürze nichts Röschen, zu Hause läuft alles gut."

„Mein Gott, wie geht es unserem Helenchen?"

„Gut!"

„Wie schaffst Du alles alleine?"

„Ich habe einen Plan aufgestellt. Als ich am Sonntagabend wieder daheim war, habe ich Frau Dr. Schnittert angerufen. Ihr habe ich gesagt, dass ich gerade meine Frau mit einem Asthma-Anfall nach Essen-Steele ins Knappschaft-Krankenhaus gebracht habe, sie muss dort einige Zeit bleiben. Ihre Frage war sofort, »Was kann ich tun?« So haben wir ausgemacht, dass sie am Montag und am Mittwoch vorbei kommt, eine Mittagsmahlzeit mitbringt und Helenchen zu essen gibt. Auch am Nachmittag wird Mutter von Frau Dr. Schnittert versorgt.

Die nächste Benachrichtigung betraf den Pflegedienst, dort habe ich um mehr Einsätze gebeten, sie wurden mir auch sofort zugestanden.

„Karl, kannst Du Dir nicht auf Deiner Arbeitsstelle frei nehmen?"

„Du kennst die Tretmühle, sie haben für Privates kein Verständnis. Im Gegenteil, wenn man etwas von Sorgen erzählt, heißt es, sie sind nicht belastbar. Als leitender Metzgermeister im Geschäft hat man immer den schwarzen Peter.

Höre zu Röschen, was geschehen ist: Deine Freundinnen Christel, Gerlinde und Dagmar haben angerufen. Ich habe ihnen erzählt, dass Du im Krankenhaus bist und denk Dir, alle haben ihre Hilfe angeboten. Ich habe diese angenommen. Jetzt ist an jedem Tag eine deiner Freundinnen bei der Mutter. Meine Hemden und Arbeitskittel sind auch gebügelt worden. Du siehst, Du brauchst Dir keine Sorgen zu machen."

„Röschen, Du musst nicht weinen, Du kannst lachen, dass Du so tolle Freundinnen hast."

„Das tue ich ja auch, ich weine ja auch aus Freude."

„Hast Du mit Alexander gesprochen?"

„Ja, ich habe ihn in München angerufen, er macht sich große Sorgen. Er wollte Dich im Krankenhaus anrufen, aber ich habe ihm gesagt Du hast kein Telefon. Morgen, am Donnerstag fliegt er zurück und er wird sofort zu Dir ins Krankenhaus fahren."

*„Bitte sage Alexander, er braucht sich keine Sorgen zu machen, mir geht es schon wieder besser. Sag dies auch meinen Freundinnen und **Danke, Danke!**"*

26 Alexander zieht aus

„Was ist passiert?", frage ich mich. Alexander hat eine Wohnung in Neviges gefunden und will bei uns ausziehen.

Vor einigen Wochen hatte er mir gesagt, dass er sich eine Wohnung suchen würde, aber ich habe gedacht, das wird ja noch einige Zeit dauern und jetzt geht alles so schnell.

Ich frage mich, was ist falsch gelaufen? Hat Oma zu laut geschrien. Auch der Besuch von Alexanders Freunden musste oft durch seine Hilfestellung bei der Pflege unterbrochen werden. Es hatte schon manchmal Ärger gegebenen, wenn mein Mann und ich Abends eine Verabredung hatten. Alexander sollte sich dann um Oma kümmern, beziehungsweise nach ihr schauen und ihr zu Essen und zu Trinken geben. Alexander hatte den Termin vergessen und sich auch schon etwas vorgenommen, so musste wieder umgeplant werden. Wollte er ausziehen, weil wir ihm zu viel zugemutet hatten? Ich war verzweifelt, wie sollte es weiter gehen. Jetzt war mir erst klar, was für einen großen Anteil an Pflege ich dem Jugendlichen aufgebürdet hatte.

In Tränen auflöst gehe ich durch die Wohnung, ich musste noch einmal mit Alexander sprechen.

Abends, als Alexander aus dem Büro kam, sprachen wir miteinander. Ich zählte alle meine Bedenken auf und fragte, ob dieses die Gründe für seinen Auszug wären.

„Mama," sagte er „was die Oma betrifft, ihre Betreuung oder das Aufpassen, das habe ich gerne gemacht. Ich werde auch weiterhin, wenn Du mich brauchst, für unsere Oma da sein. Aber schau, ich bin vierundzwanzig Jahre, habe ein gutes Einkommen, kann meine Wohnung und mein Auto selbst bezahlen. Mama, ich will ausziehen und möchte selbständig werden. Ich komme Euch ganz oft besuchen."

Ein zaghafter Versuch meinerseits begann mit den Worten:

„Alexander, jetzt muss ich meine Post wieder auf meiner alten Schreibmaschine schreiben."

„Das brauchst Du nicht, ich lasse Dir meinen Computer hier und zeige Dir, wie man damit schreibt."

Ich war nicht überzeugt, dass ich alles schaffen würde, trösten konnte mich heute keiner.

Aber wie es so oft ist im Leben, es geht immer weiter. Manchmal muss man sich Hilfe holen oder etwas Schönes für sich selbst machen. Jeder hat seine Vorlieben, damals waren es für mich das Handarbeiten und die Pflege meiner Blumen im Garten und später dann das Schreiben.

27 Die Kabarettistin tritt auf

Meine Mutter ist sehr unruhig. Sobald ich oder ein Familienmitglied aus dem Zimmer gehen ruft sie laut um Hilfe. In diesen Momenten wissen wir sie oft nicht zu beruhigen. Aber dann kommt Eva, eine Pflegerin der Caritas. Sie wäscht die Mutter und singt dabei — aber keine Volkslieder, sondern frivole Lieder aus den 20er Jahren. Helenchen hört fasziniert zu. Und noch lange nachdem Eva Knapp, so heißt die Sängerin, aus dem Haus ist, hängen die Lieder in der Luft und Helene ist ruhig und hört dem Klang der Lieder nach.

Ich bin fasziniert von Evas Gesang und ihrem schauspielerischen Talent. Sie sagt mir, dass sie auch schon Auftritte im kleineren Kreis hatte. Diese Freude möchte ich uns allen gönnen, und ich frage Eva, ob sie auch bei uns auftreten möchte.

Nun wird am besagten Tag das Krankenzimmer zur Bühne, meine Familie und Evas Familie sind gekommen. Ich habe für uns lecker gekocht, aber erst einmal hat Eva ein kleines Programm zusammen gestellt.

Die alten Chansons sprudeln nur so aus ihrem Mund. Mit einem Nachthemd von anno Tobak singt sie Lieder von Cläre Waldoff: „Wer schmeißt denn da mit Lehm, der soll sich doch wat schäm", „Wenn der Emil mit der Emma auf der Banke". Dann tritt sie auf als frivole Diva mit einer lila Federboa geschmückt und lässt Männerherzen höher schlagen. Hierzu singt sie „Mein Mann ist in Monte", oder „Wejen Emil seine Lust."

Es wird ein wunderbarer Nachmittag im heimischen Rahmen. Wir erzählen noch lange und lassen den Nachmittag Revue passieren. Unser Helenchen hat die Darbietungen aufmerksam verfolgt, jetzt ist sie glücklich und zufrieden eingeschlafen.

Leider ist Eva Knapp nach einiger Zeit verzogen, und eine neue Pflegerin hat ihren Dienst übernommen. Das Talent, die Kranken in ihren Bann zu ziehen, kann man bei der Caritas natürlich nicht mit buchen.

Aufführungen von Eva Knapp als Profi sind heute keine Seltenheit mehr. Man findet sie in Galerien, im Theater und Veranstaltungsräumen, in Wuppertal, Mettmann, Velbert und Hattingen.

28 Einsatz der Pflegeeinrichtung

Nun war die Pflegestation schon einige Jahre bei uns im Einsatz. Täglich kam eine Schwester um meine Mutter zu versorgen, das heißt sie wurde gewaschen, eingecremt und das Bett wurde jeden Tag neu überzogen, so habe ich es gewünscht. In der ersten Zeit gab es noch die Zivildienstleistenden, das waren junge Männer, die statt Militärdienst soziale Hilfe leisteten, sie halfen zum Beispiel die Mutter richtig zu lagern.

Am Anfang kam eine junge Frau mit dem Namen Petra. Mit ihr habe ich mich gut verstanden, aber dann wechselten die Schwestern ständig. Mir wurde gesagt, ich möchte das Waschwasser holen, ich möchte das Waschwasser ausschütten, und immer wieder gab es neue Aufgaben für mich.

Mit dem Schwerstpflegefall meiner Mutter hätten sie viel Arbeit. Die Berichte an die Pflegestation sahen dann auch dementsprechend aus: „Heute hat sich Frau Goldmann wieder total eingekotet, wir hatten viel Mühe sie sauber zu machen".

Plötzlich hieß es: „Bitte unterschreiben sie zwei Einsätze!", obwohl die übliche Zeit, eine halbe Stunde, nicht überzogen wurde.

Ich war verzweifelt und setzte mich mit der AOK Hilden in Verbindung. Hier wurde mir gesagt unterschreiben sie doch, es ist doch nicht ihr Geld.

Meine Freundin Christel, der ich mein Leid klagte, hat auch ähnliche Erfahrungen bei der Pflege ihrer Schwiegermuttergemacht. Sie riet mir, mich von der Pflegestation zu trennen.
Diesem Rat folgte ich.

29 Die neue Pflegerin

Ich schau auf die Uhr, es ist gleich elf. Heute möchte sich die neue Pflegerin für meine Mutter vorstellen. Ich bin schon so gespannt wie sie sein mag. Frau Sabine ist mir von meiner Freundin Christel empfohlen worden. Die wiederum hat eine Freundin Uschi und Uschis Freundin ist Sabine. Warum sie gerade die Richtige ist, hat Christel mir auch erklärt. Erst einmal hat sie Altenpflegerin gelernt und in ihrem Beruf gearbeitet. Zweitens hat sie vier Kinder, das bedeutet viel Einfühlungsvermögen und Organisationstalent. So bin ich voller Erwartungen.
Ich schaue noch einmal nach Helene, alles ist in Ordnung.

Es läutet an der Tür, ich gehe hin und mache auf. Vor mir steht eine aparte junge Frau. Sie ist freundlich und ruhig. Ich führe sie zu meiner Mutter und sie schaut sich alles an.

Es sind inzwischen fünf Wochen vergangen. Frau Sabine kommt jeden Morgen und versorgt meine Mutter. Vor einigen Tagen sagte sie, heute wasch ich Frau Goldmann nicht, ich bin erstaunt und frage, „Warum?"

Sie sagt: „Ich denke, heute braucht Frau Goldmann ein paar Streicheleinheiten." Sie nimmt das Anika-Öl, schüttet einige Tropfen in ihre Hand und beginnt Helenchen langsam zu massieren. Ich sehe wie Helenchen sich streckt und wohl fühlt. Nach der wunderschönen Massage schläft Mutter sofort ein.

Viele Sorgen und Ängste trage ich bei dieser einfühlsamen Frau vor. Sie kann mich immer trösten und sagt, das bekommen wir wieder hin und ich bin beruhigt.

Es gibt noch einen wunderbaren Lichtblick. Wenn unsere Hilfe kommt, bringt sie ihren kleinen Sohn Matthias mit. Er ist zweieinhalb Jahre alt. Ich knuddle ihn und er singt, lacht und erzählt. Wir setzen ihn ins Bett zu Helenchen, damit sie diesen kleinen Kerl auch genießen kann und ich sehe ihre Augen strahlen. So gehen die Tage dahin und wir fühlen uns miteinander wohl. Die vielen Aufs und Abs meistern wir gemeinsam. Ich kann Verantwortung an meine Pflegerin abgeben und dies tut mir gut.

Nun, ist heute wieder so ein sorgenvoller Tag, denn Helene hat Verstopfung. Sabine sagt, „Kein Problem, ich lege ein Darmrohr und Frau Goldmann fühlt sich bald wieder wohl."
Matthias hat heute ein Kleid an, dass seiner großen Schwester gehört. Er ist stolz und zeigt mir den schönen weißen Kragen. Er hüpft im Zimmer herum, während Sabine Helene versorgt. Plötzlich gibt es einen Aufschrei, Helenchens Kot ist durch das Zimmer gespritzt. Alles nicht so schlimm, aber das Kind, es steht wie angewurzelt da. Matthias ist von

oben bis unten wie ein Streuselkuchen bespritzt, das Gesicht, der wei-
ße Kragen, alles beschmutzt. Ich hole schnell einen Waschlappen reinige
sein Gesicht, Arme und Hände. Das Kleid ziehe ich aus um es zu waschen. Da sagt Sabine: „Matthias, das ist doch nicht so schlimm, du hast
doch auch schon mal einen Drücker in der Hose." Da lacht Matthias und
seine Anspannung löst sich. Für ihn ist alles wieder o.k. und er hüpft im
Zimmer herum.

Heute ist alles gut gelaufen und für morgen und übermorgen sind wir
zusammen wieder gut gewappnet.

30 Das verlorene Talent

Am Sonntag Morgen klingele ich bei meiner Freundin. Sie öffnet die Tür und sagt, „Komm herein, ich muss Dir etwas zeigen." Wir gehen in die Küche auf dem Küchentisch liegen Wolle und Nadeln, ich bestaune die schöne Wolle und sage, „Was willst Du stricken?". „Ein paar Strümpfe für meine große Tochter." antwortet sie.

Wir erzählen und ich schaue zu, wie sie die Maschen für die Strümpfe aufnimmt. Da überkommt auch mich die Lust stricken zu wollen, schnell besorge ich mir von zu Hause Strumpfwolle und einen Satz Stricknadeln, nehme die Maschen auf, und schon geht es los. Meine Freundin hat schon ein ganzes Stück gestrickt, und ich will sie einholen.

Dann kommen die Kinder und sagen, Mami, was gibt es zu Essen. Sabine lässt die Stricknadel fallen, geht zum Herd und fängt an zu kochen. Ein Auflauf wird hergestellt und in den Backofen geschoben. Schon greift sie wieder zu den Stricknadeln, da meint Katinka, „Ich gehe doch gleich zum Geburtstag, Mami, kannst du mir einen Kuchen backen."

Sabine sagt, ich will doch stricken, schau, die Rosi überholt mich gleich. „Ach Mami, ich habe doch gar keine Zeit."
Sabine steht auf, das Kochbuch wird aufgeschlagen, die Küchenmaschine angeworfen, und wie der Wind werden die Zutaten eingefüllt, und ab geht auch der Kuchen in den Backofen.

Inzwischen ist mein Strumpfbörtchen länger geworden.
Sabine jammert: „Jetzt hast du mich überholt, das Kochen hat mich so zurückgeworfen."

Wir stricken um die Wette und fragen Katinka, wer strickt wohl schneller. Katinka sieht von einem zum anderen und sieht die Nadeln fliegen. „Ich weiß nicht", sagt sie, „Aber die Mami gewinnt immer, sie ist so ehrgeizig."

Wir stricken und stricken die Ferse haben wir schon längst hinter uns gelassen. Wir stricken mit einem Affenzahn auf die Spitze zu. Plötzlich kann ich nicht mehr weiter, ich höre auf, Sabine lässt auch die Nadeln fallen, „Schade," sagt sie, „jetzt wissen wir nicht, wer schneller ist." Ein neues Duell wird angesagt. Dann sage ich, „Sabine, wir können uns noch so anstrengen, aber meine Mutter hätte uns in ihren besten Zeiten im Regen stehen lassen."

Nun erzähle ich Sabine, wie schön Mutter stricken konnte. An ein dunkelrotes Kleid mit grauen Borten erinnere ich mich genau, ich habe es immer so gerne angezogen. Für ihren Enkel hat sie gestrickt und manches Kompliment zu ihrer Strickkunst konnte sie einstreichen. Sie hatte viel Geschick, und alles was sie machte sah gut aus.

Ich erinnere mich aber auch an den Tag, als sie mich zu sich rief und sagte: „Rose schau einmal, ich habe hier etwas angefangen zu stricken, aber es ist nicht schön. Alle Maschen hängen — ich glaube ich kann nichts mehr."
Ich schaue auf das Gestrickte und sage, „Mama, ich ziehe ein Stück auf."
„Nein," sagt sie, „daran habe ich mich den ganzen Nachmittag aufgehalten."
„Weißt Du was, Mama, geh zu Bett. Lass alles liegen und fang' morgen mit neuem Mut an."
Sie jammert noch und ist unzufrieden, aber sie geht doch zu Bett.

Ich nehme mit fliegenden Fahnen das Strickzeug an mich, ziehe auf, was nicht schön ist und stricke alles neu. Als es auf Mitternacht zugeht, lege ich ihr das Gestrickte wieder auf den Tisch.

Am Morgen höre ich Mutter rufen: „Rose komm schnell! Schau auf meinen angefangenen Pullover, sieht er nicht gut aus?! Siehst Du Rose, ich kann doch noch was."
Sie strahlt mich an, und ich nehme sie in den Arm. Dann denke ich an den morgigen Tag und an die nächsten Tage und bin unsagbar traurig.

31 Ein ganz normaler Tag

Es ist elf Uhr abends, ich liege auf der Couch. Eigentlich müsste ich schon längst im Bett sein, aber vorher muss ich noch zu meiner Mutter Helene hinunter gehen, sie für die Nacht fertig machen, neue Windeln legen und ihr etwas Tee oder Wasser geben.

Heute war mal wieder ein anstrengender Tag, Helene hat viel geschrien, und ich habe alles ausprobiert, ihr Schmerz- und Beruhigungstropfen gegeben, aber es wollte nichts helfen. Das kostet Nerven. Unsere Nachbarn im Doppelhaus sind auch schon wie elektrisiert, die Wände sind so dünn, und man hört alles.

Ich habe zu meinem Nachbarn gesagt: „Komm Klaus, hilf mir bitte, wir legen Helene ins Nebenzimmer, und wenn die Zwischentür zu ist, werdet ihr hoffentlich nichts mehr von unserer Mutter hören. Mein Nachbar war sofort einverstanden. Wir haben die Mutter auf die Couch gelegt, das Bett abgebaut und im Nebenzimmer wieder aufgebaut. Er sagte noch: „Seid uns nicht böse, aber das viele Schreien – du weißt, man hört es bei uns gut – macht uns total fertig."

Jetzt ist alles ruhig und ich hoffe, die Nacht geht still vorüber.

Ich tippe meinen Mann an, er ist auf der Couch eingeschlafen. Er steht auch Morgen wieder um 5 Uhr früh auf und fährt zur Arbeit. Er wird wach, sagt: „Warst du schon bei Mutter?"
„Ich wollte dich fragen," erwidere ich, „ob du mir hilfst."
Mühsam erhebt er sich und sagt: „Geh schon zu Bett, ich mache Helenchen für die Nacht fertig."
„Danke," sage ich, „bis gleich."
Schnell laufe ich die Treppe hinauf und lege mich hin. Ich warte, bis mein Mann kommt. Als er da ist, nehmen wir unsere Hände — und schlafen ein.

Ohne meine helfenden Freunde und besonders die Hilfe meines Mannes würde ich dies alles nicht schaffen.

Danke! an meinen Mann sage ich gerne.

32 Geteiltes Leid ist halbes Leid

Heute habe ich mich mit Annette verabredet, sie wohnt in meiner Nachbargemeinde in einem hübschen Einfamilienhaus. Als ich an ihrer Haustür schelle, macht sie mir auf und wir nehmen uns in die Arme.
„Schön, dass Du kommst," sagt sie, „wir haben viel zu erzählen."

Der Kaffeetisch ist schon gedeckt und die Hauptperson, Annettes Mutter, sitzt bereits am Tisch. Ich begrüße Frau Weber freundlich und sie sagt auch: „Guten Tag".

Annette reicht uns Kaffee und Kuchen und hilft ihrer Mutter beim Essen, denn die Hände der alten Dame können die Kuchengabel nicht alleine halten und es fällt immer etwas herunter. Man merkt, Annette hat Übung, und langsam leeren sich unsere Teller. Annette meint: „Mutter, möchtest Du Dich etwas hinlegen und ausruhen?" Annette hilft ihrer Mutter beim Aufstehen, aber sie will sitzenbleiben, es bedarf eines langen Zuredens, bis sie sich endlich erhebt und sich zum Ruhen in ihr Zimmer führen lässt. Das Zimmer ist groß und hell und natürlich hübsch eingerichtet, wie alle Zimmer bei Annette. Danach setzen wir uns wieder ins Wohnzimmer, lehnen uns zurück und erzählen.

Ich habe Annette in unserer Selbsthilfegruppe für pflegende Angehörige kennengelernt. Alle vier Wochen treffen wir uns in den Räumen der hiesigen Krankenkassenfiliale. Herr Pintscher von der AOK leitet diese Treffen, und wir können über unsere Sorgen mit ihm sprechen. Auch die Zustellung von Pflegemittel, sowie Hilfsmittel, zum Beispiel die Beschaffung eines Rollstuhls, wird an die richtigen Stellen durch Herrn Pintscher in Auftrag gegeben. So geht der Nachmittag kurzweilig um. Es ist für die pflegenden Angehörigen oft nicht leicht diese Gruppe zu besuchen. Brigitte muss für den Nachmittag einen Zivildienstleistenden bestellen, und so ist bei den meisten Frauen so manche Hürde zu überwinden.

Bei Annette im Wohnzimmer ist es gemütlich, und wir erzählen von unseren an Alzheimer erkrankten Müttern, von vielen aufregenden Erlebnissen, die wir souverän meistern müssen. Von vielen neuen Ereignissen, die auf uns zukommen. Von Ruhe und Kraft, die uns nicht ausgehen darf. Von unseren Partnern, die mit uns an einem Strang ziehen müssen. Aber dann erzählen wir auch von früher, als unsere Mütter sich um uns gesorgt und uns versorgt haben. Da sagen wir einstimmig: Das war eine schöne Zeit. Wir sprechen von unseren Kindern, auf die wir stolz sind und dass wir uns freuen, wenn sie mit den Großmüttern liebevoll umgehen.

Der Nachmittag war wunderbar, und dank meines Mannes, der zu Hause bei Mutter weilte, konnte ich diese Stunden geniessen und mich mit einer lieben Freundin austauschen.

Die Selbsthilfegruppe für pflegende Angehörige, heute zusammen mit der Schlaganfallgruppe, findet inzwischen in den Räumen der

Senioren Residenz Kastanien Allee, Alten- und Pflegeheim,
42551 Velbert, Forst 21

an jeden 2. Donnerstag im Monat um 18 Uhr statt.

Kontakte zu Selbsthilfegruppen finden Sie unter anderem hier:
http://www.alzheimerforum.de/
Dort sind auf der linken Seite unter *Infos* weitere *Alzheimer-Anlaufstellen* aufgeführt.

33 Läuft die Uhr ab?

Im November 1992 geht es meiner Mutter sehr schlecht. Sie isst nicht und trinkt kaum und liegt nur noch apathisch in ihrem Bett. Der gerufene Arzt macht uns keine Hoffnung auf Besserung. Wir vereinbaren mit dem Arzt, dass keine lebensverlängernden Maßnahmen ergriffen werden sollen. Inzwischen ist Mutter seit sechs Jahren auf uns angewiesen, und ihre Pflege wird immer umfangreicher.

Im Januar 1993, bei einem Arztbesuch in unserem Haus, sagt dieser: „Diese Nacht wird Ihre Mutter nicht überleben." Das Herz wird uns schwer. Streichelnd und Händchen haltend sitzen mein Mann und ich abwechselnd bis zum Morgen an ihrem Bett. Dann bringe ich ihr einen warmem Tee mit Honig, und siehe, sie schlägt die Augen auf und schaut mich an. Erleichtert legen wir uns ein paar Stunden zur Ruhe.

Im Februar 1993 beantragen wir ein Pflegebett. Helenchen liegt nur noch.

34 Helenchens 90. Geburtstag

Heute, am 22. Dezember 1997, ist Helenchens 90. Geburtstag. Der Blumenhändler hat schon einen großen Blumenstrauß gebracht. Ich zeige Mutter die Blumen und lese das beiliegende Kärtchen vor, und sie freut sich. Die Grüße und die Amaryllis sind von meinen Cousinen und meinem Cousin aus Haan.

Der Tisch ist schon gedeckt, und der gebackene Kuchen, der mir gut gelungen scheint, wartet auf die Gäste.
Der Tannenbaum steht schon lange vor Weihnachten in unserem kleinen Wintergarten, er ist toll geschmückt, und ich bin stolz darauf. Aber heute liegen auch kleine Päckchen unter dem Tannenbaum, für die Kinder meiner helfenden Freundin. Diese sind Matthias und Janosch, 3 und 4 Jahre und die Mädchen Katinka, 8 Jahre und Frederike, 5 Jahre. Die Kinder laufen sofort zu Helene, denn man kennt sich gut von vielen Besuchen. Bald sind auch die Gäste eingetroffen. Frau Dr. Schnittert, die jeden Mittwochnachmittag die Betreuung von Mutter übernimmt, hat Frühlingsblumen mitgebracht. Jetzt kommt noch Frau Limper, sie bringt von der

katholischen Kirche das Weihnachtspräsent. Sie hat sich bei ihren Besuchen mit viel Verständnis eingebracht. Meine Nachbarin Inge darf natürlich auch nicht fehlen, sie hat eine warme Decke für Mutter genäht, die sofort auf die Beine gelegt wird.

Jetzt beginnt die Feier. Helene kommt in ihren Krankenstuhl, den meine liebe Hilfe Sabine extra besorgt hat. Sabine sitzt neben Mutter und reicht ihr den Kuchen und lässt sie Kaffee trinken. Sobald die Kinder gegessen haben, dürfen sie voller Freude ihre Päckchen aufmachen. Da kommt ein Schlafanzug zum Vorschein, er wird sofort angezogen und uns vorgestellt. Matthias bläst auf einer Trompete. Jeder hat Freude, wir Großen und besonders meine Mutter hat auf die Kinder geschaut, sie liebt Kinder über alles, und es war ein Geburtstag voller Herzenswärme.

Heute ist Mutter schon mehrere Jahre tot, aber die Geburtstage werden immer noch gefeiert. Helene ist an diesem Tag in unser aller Gedanken und in vielen Erzählungen.

35 Helene zieht ins Lila Haus

In all den Jahren der Pflege unserer Mutter von 1986 bis 1999 sind wir auch in Urlaub gefahren. Die ersten Jahre, als Mutter noch laufen konnte beziehungsweise im Rollstuhl saß, war es möglich, sie mit zu nehmen. Dann ist die liebe Frau Selbach eingesprungen und hat meine Mutter gut betreut. Später, als sie bettlägrig wurde, haben wir für sie eine Kurzeit-pflege im Altenheim gesucht, immer mit der Sorge „geht alles gut"?

Inzwischen ist Helene so schlecht zurecht, dass wir uns kaum trauen zu verreisen, obwohl wir natürlich auch Entspannung brauchen könnten. Jetzt tritt wieder einmal die Frau mit Herz und Seele in den Fokus und sagt: „Fahrt ruhig und erholt euch, ich nehme Helene zu mir nach Hau-se." Die Entscheidung ist uns nicht schwer gefallen, Mutter wussten wir im Lila Haus in guten Händen.

Nun wurde alles organisiert, ein neues Bett wurde über die Krankenkasse beim Sanitätshaus bestellt und ins Lila Haus geliefert. Dann kamen die Johanniter und haben mit aller Sorgfalt unsere Mutter von der Klippe ins Lila Haus gebracht.

Wir sitzen in der Küche, und unsere Mutter liegt in ihrem neuen Bett, und das steht im Wohnzimmer. Matthias hat schon die neue Technik ausprobiert, er lässt das Bett mit Helene rauf und runter fahren, Helene schien es zu gefallen, denn sie schaute ganz zufrieden. Sie hörte Matthias zu, der ihr genau erklärt, wie das Bett mit der Fernbedienung zu handhaben ist und wir haben entspannt einen Kaffee in der Küche getrunken.

Plötzlich fiel uns auf, dass es so ruhig geworden war, kein Laut drang aus dem Wohnzimmer. Wir schauten nach. Da sahen wir das schönste Bild, was man sich denken kann. Helene und der vierjährige Matthias lagen zusammen im Bett und schliefen friedlich und fest. Wir blieben stehen und genossen diesen Anblick, auf Zehenspitzen schlichen wir hinaus. Das war ein wohltuendes Gefühl, dass uns lange nicht mehr los ließ.

36 Daheim

Nun ist Helenchen wieder zu Hause in ihrem Zimmer. Bei Sabine ist sie gut versorgt worden. Sabine sagte uns, manche Nacht habe ich bei Frau Goldmann gesessen und mit ihr und dem lieben Gott gesprochen und beide gebetet, noch mit dem Abruf in die Ewigkeit zu warten, bis sie wieder ihre Familie um sich hat. Gerne haben wir sie wieder aufgenommen, nur mit dem Essen klappt es nicht, aber Sabine sagt, trinken ist wichtig.

Inzwischen haben wir das Krankenzimmer neu hergerichtet, gestrichen, das Bett nicht mehr vor die Wand gestellt, sondern mitten im Zimmer präsentiert, damit wir besser von allen Seiten Helenes Betreuung übernehmen können. Die große Unruhe ist nicht mehr in ihrem Körper, sondern sie schläft viel, und man hat das Gefühl, sie freut sich, wenn sie uns sieht.

Dann kommt der Tag, wo sie munter die Augen aufschlägt. Ich frage: „Mama hast Du Hunger?"
Ich koche einen Pudding, und sie isst ein paar Löffel, freudig sage ich zu meinem Mann am Abend: „Ich glaube, Mutter geht es wieder besser."

37 Abschied

Gestern warst Du noch mein Helenchen, heute bis Du meine Mutter!

Ich, Deine Tochter, sitze an Deinem Sterbebett und nehme Abschied. Ich habe nachgedacht und mir ist klar geworden, dass wir beide 46 Jahre eng zusammen gelebt haben, davon 21 Jahre vom Kind bis zur jungen Frau. Zehn Jahre später bin ich wieder in mein Elternhaus gezogen, diesmal mit meinem fünfjährigen Sohn. Liebevoll hast Du mich aufgenommen, hast Deinen Enkel in Dein Herz geschlossen und es ihm an nichts fehlen lassen. Ich ging zur Arbeit, Du und Papa habt dafür gesorgt, dass aus ihm ein wunderbarer Mensch geworden ist. Vor 20 Jahren starb Dein Mann, mein Vater, er starb plötzlich, seine letzten Worte waren „Der da Oben will mich holen, er hat noch keine Schlacht verloren, er verliert auch diese nicht." Du saßt an seinem Bett, als er starb, und wir haben zusammen getrauert. Jetzt waren wir noch enger miteinander verbunden. Gerne warst Du mit mir zusammen, auch wenn ich zum Kaffee ging oder nach Holland fuhr. Wenn ich Dich nicht mitgenommen habe warst Du traurig, aber ich liebe Dich doch.

Vor 18 Jahren lernte ich auf Mallorca meinen Mann Karl kennen. Karl zog bei uns ein, und Du warst glücklich für mich und auch für Dich, denn Karl begegnete Dir mit viel Vertrauen, und Du vertrautest ihm. Jetzt begann die schwerste Zeit meines Lebens, Du, besser dein Geist, zog sich zurück. Du hast erst vieles, dann alles vergessen. Ich habe mit Dir geschimpft, ich habe mit Dir trainiert, gehofft, Du lernst wieder neu, bis Du geweint hast. Es hat lange gedauert, bis ich Deine Krankheit verstanden habe, ich liebte Dich doch. Dein Rückzug aus unserer Welt hat mir so weh getan. Bald hast Du mich nicht mehr erkannt, auch Karl nicht, und zum Schluss hast Du Deinen Enkel nicht mehr erkannt. Seit 8 Jahren bist Du ans Bett gefesselt, ich habe Dich gepflegt, Karl hat mir geholfen, wir haben an mancher Feier nicht teilgenommen, weil Du uns wichtiger warst. Aber es gab auch Hilfe, Schwester Bernwarde (ich war ihre erste Hilfesuchende) schickte mir Frau Dr. Schnittert zur Unterstützung. Sie kam jeden Mittwoch und versorgte Dich. Karl und ich nutzen den Nachmittag für einen Spaziergang oder für einen Café-Besuch.

Inzwischen habe ich eine private Pflegerin, Sabine. Es ist schön mit ihr, von ihr wirst Du nicht einfach nur gewaschen, sie sagt zum Beispiel: „Heute wasche ich Frau Goldmann nicht, heute bekommt die Mutter Streicheleinheiten. Schau her, ich habe duftendes Körperöl mitgebracht, sie bekommt damit eine Ganzkörper-Massage. Dabei sehe ich, wie gut meinem Helenchen die Streicheleinheiten bekommen.

Gestern, um fünf Uhr morgens, rief Karl nach mir, er war schon fertig, um zur Arbeit zu fahren. Rose geh zur Mutter, sie bekommt keine Luft, ich kam und wollte Schleim absaugen, wie ich es schon oft getan habe, aber ich merkte, diesmal war es anders. Sabine hatte mich auf diese Situation vorbereitet. Wir standen bei Dir, als Du um fünf Uhr zwanzig einschliefst, und Du sahst so friedlich aus. Karl blieb bei mir, ich danke ihm dafür. Nachdem ich Sabine benachrichtigt hatte kam sie vor acht Uhr mit ihren Kindern. Wir haben zusammen gebetet, gesungen und geweint. Sabine hat anschließen die Kinder zur Schule gefahren, sie kam zurück und hat Dich gewaschen. Wir haben Dich angezogen. Ich hatte schon vor einiger Zeit eine Decke mit passenden Kissen genäht und auch das Band gestickt mit dem Text „So nimm denn meine Hände und führe mich". Das Band liegt in Deinen Händen auf der Bettdecke, inzwischen sind noch viele Blumen auf die Decke gelegt worden, Sabines Kinder haben sie gepflückt.

Dein Enkel Alexander, Sabine und die Kinder, Frau Dr. Schnittert, Schwester Bernwarde, alle sind gekommen, um Abschied zu nehmen. Nun ist auch der Beerdigungstermin festgelegt. Aber jetzt bis Du noch bei mir und heute kann ich als Dein Kind von Dir Abschied nehmen, es tut so gut, an Deinem Bett zu sitzen, Mama ich liebe Dich!

Deine Tochter Rosemarie